CW01509559

五木寛之

書き下ろしエッセイ＋トーク

気の発見

平凡社

●対話者
望月 勇
（気功家）

気の発見

見えない世界への旅のはじめに

五木寛之

「気」というものの存在について、私はあまり真剣に考えたことがない。いまでもそうである。

しかし、見えないから「気」は存在しないなどと考えたことは一度もなかった。また科学的に証明されないから「気」はありえないと考えたこともない。

むしろ実験によってその存在が確認されるような「気」なら、それほど興味もおぼえなかっただろうと思う。「気」は見えないから面白いのである。科学的に計測される程度の「気」は、手にとって遊べるオモチャのようなものだ。

家族愛にせよ男女の愛にせよ、「愛」というものも、また、目に見えない世界である。しかし私は「愛」というものが偉大な力を発揮する場合があることを疑わない。もし「愛」

の度数や質量を計測することができるとしたら、そんな「愛」に関心はない。「愛」や「憎しみ」は目に見えないが、それをまざまざと感じることができる。その作用を予想することもできる。私はその存在を信じている。

「信」ということもそうだ。信仰の度合いを数字であらわすことはできない。しかし、信仰のために命を賭けた人びとが数多くいることを、私たちは知っている。

私の父は師範《しはん》学校の教師だったが、また剣道の有段者でもあった。そんな父親のおかげで、私は小学校に入る前から木刀《ぼくとう》や竹刀《しない》をもたされて稽古《けいこ》をつけられた。剣道では「気合い」を重んじる。「気合い」は見えないが、それが存在することは、一度でも試合をしたことのある人間には、はっきりわかるだろう。

「勇気」や「敬意」、そして「敵意」や「圧力」もそうだ。表情や動作にあらわれる場合もあり、反対に隠されている場合もある。しかし私たちは、あきらかにそれを感じて反応する。

知らない街で、はじめての酒場に一歩はいったとき、一瞬、ピリピリするような警戒心や、好奇の目を肌で感じることがある。店内にそのような「気」が電磁波のように流れているのだ。

とはいうものの、「気」や「気功」といったものに対して、世間はながいあいだ怪《あや》しげなものを見るような目で対してきた。いまもそうだろう。

社会革命への夢が遠ざかったあと、人びとの夢は人間内部の探求へとむかった。身体革命の夢のなかから、「気」や霊的《スピリチュアル》な世界への関心がたかまっていったようにも見える。

さらに近代の科学的思考への反省から、「モノ」と「ココロ」のむすびつきが見直されはじめた。そんな時代の風潮のなかで、「気」や「宗教」がにわかにクローズアップされてきたのである。とはいえ、そこにはある一線が引かれていることもまちがいない。

その線のむこうに何かが見えていながら、私たちはなかなか一歩をふみだすことができないでいた。その線をこえた場合には、「向こうの人」あつかいされてしまいかねないからである。

私は「気」を神秘的なものとは考えていない。それと同時に、科学的な立場でそれを証明してほしいとも思わない。

中国では国家的なプロジェクトとして、「気」の科学的解明と応用にとり組んでいるという。なにごとも徹底的にやりとげようとする国だから、いずれ目に見える成果もしめされるはずだ。

しかし、私は「気」は、あくまで感じる世界であると思っている。「愛」の数値を証明されたところで、それにはなんの関心もないのと同じことだ。

「愛」などという甘ったるい言葉を使うのはやめてくれ、と、いう声がきこえるような気がする。しかし私は、「愛」のない「気」の追求や「気功」など、なんの意味もないと思っている。

望月勇さんは、すこぶる寡黙《かもく》な気功家である。氏の『青年と沙漠』という著書にみじかい文章をよせたことがきっかけで、雑誌の対談をしたり、「気」について語りあうようになった。ぽつりぽつりとこぼれる氏の言葉を拾いあつめて一冊の本ができたことを、いま奇蹟のように感じている。

望月さんと私とは「気」に対する立場も、考えかたもちがう点が少なくないが、感じることを大切にする姿勢には変りはない。この一冊から見えない「気」の流れの存在を感じとっていただければ幸いである。

気の発見　目次

第一章
気の存在

望月さんはロンドンで気功治療の仕事をなさっている。欧米人を相手にエキゾチックな話をする位ならともかく、治療となるとさぞかし大変だろうと思う。

私も外国人になったつもりで、子供のような質問からはじめてみた。そんな素人《しろうと》を相手に、望月さんはニコニコしながら、いろんなおもしろい体験談を披露《ひろう》してくださった。

議論からはじめるのではなく、自分の実際に出会った話からスタートする対話だから、私も気楽になんでもたずねることができる。「気」というものをことさらふしぎな現象ではなく、日常のあたりまえのように淡々《たんたん》と語る望月さんの口調に、いつのまにかこちらも引きこまれて、びっくりしたり、笑ったりした。こういう時間を「気が合う」とでもいうのだろうか。

私たちが空気の存在をふだん意識せずに自然に呼吸しているように、望月さんの「気」に対する姿勢はとても自然で、こだわりがない。

私は「気」については素人である。しかし七十年以上生きてきた実績があるので、「生きる」という点ではいささかのキャリアがあると思っている。そんな私が、いつのまにか引きこまれて、望月さんのペースに乗せられてしまったのは、これも一つの同調《シンクロ》現象だろう。

良い「気」を発散する人と同じ部屋にいるだけで、良い影響をうけるらしい。話がすすむにつれ、次第に気持ちと体のこだわりがほどけていくような実感があった。

気を実感するとき

五木　このところ『百寺巡礼《ひゃくじじゅんれい》』という企画をやっているものですから、お寺の周辺で取材をする機会が多いのです。そうすると、おもしろい現象が起こることに気がついた。寺の境内《けいだい》のある場所に立つと、ものすごく眼鏡《めがね》が曇るんですよ。内側から、わーっと何かが噴き出してくるように、白く曇ってくる。ちょうど、厳寒のころ、すすき野のラーメン横丁の屋台で、ラーメンを食べていると、その湯気で、眼鏡が曇って、目の前が真っ白になるじゃありませんか。それとおなじ現象が起きるんですね。

ラーメンを食べるときにはべつに支障はないけれど、テレビの撮影では問題だというので、冷風を当てたりして、その湯気を消す努力をするのですが、ちょっと動いたりすると、もう、すーっと眼鏡の下半分が白くなってくる。

最初は、何でこういうことが起きるのかわからなかったのですが、あるとき、ふと、これがいわゆる土地の「気」というものではなかろうかと、閃《ひらめ》いたのです。心身ともに活性化して、体のあらゆるところから、毛穴という毛穴から、蒸気がどんどんあふれ出ていく感じなんですね。そして、自分自身がリラックスして、元気になっていくような感覚をもつんです。これもひとつの「気」なんでしょうか。

望月　はい、そう思います。私もよくそのようなことがあります。ヨガの教室に行くとき、いつも三人くらいでいっしょに車に乗っていくんですが、私が助手席にすわって、しばらくすると、私がいるほうのフロントガラスと、横と後ろのガラスが曇ってしまうんですね。そして、車内が暖かくなってくるんです。暑くてたまらないから、冬でも窓を開けて下さいといわれるぐらいに。

五木　ふーん。車内がね。先日、読んだ本には、人の体のなかには気を発する膜のようなものがあると書いてありましたが、私はときどき考えるんです。人間には、「気」というものがあるのは、どうも確かなようらしい。それならば、動物にもあるのではないか。人に気功治療を施《ほどこ》すと、いろいろな反応がおこる。では、犬や猫に気を送ったら、どうなるのだろうか……と。

犬や猫などの動物は、人間の気持ちをすっと察して、敏感に反応しますよね。敵意をもっていたり、憎んだりしていると、それを鋭敏にキャッチして、ものすごく冷淡《れいたん》な、ぞっとするような態度を示したりします。実際はどうなのでしょうか。

望月　植物は、いろいろな「気」を出しているようです。たとえば、サボテンなどはふわっとした気持ちのいい気を出していますし、またアジサイなどは強い気を出しています。強すぎて、人間が負けてしまうくらいのこともあるようです。動物についてですが、じつは犬や猫など、よく気功治療が効《き》くんです。ロンドンで、腰痛の犬を治療したことがあります。

五木　犬にも腰痛が？（笑）

望月　ええ、犬が歩きにくそうにしているので、病院に連れていったら、腰のアーセライタス（関節炎）があるといわれたそうなんです。腰が下がってしまったので、すぐ尻もちをついた格好になってしまう。その治療には、ずいぶんお金がかかるそうなのです。

五木　保険がきかないからな。治療費も人間よりも高いみたいですね。

望月　ええ。じゃあ、本人の治療の前に、十分か十五分くらい犬に気を当ててあげるから連れていらっしゃいと言ったんです。まず玄関で犬に気を当てました。そのときはぐったりと横たわっていたんです。そのあと飼い主を治療し終わったときには、もう犬がぴょんぴょん歩き回っているんですね。（笑）

五木　最近は、自分の子供よりもペットをかわいがっている人が多いから、そんな話を聞いたら人変だろうな。イギリスの愛犬協会の人がやってくるんじゃないですか。

望月　そういう方面には、黙っていてください、ということで、みているんです。犬とか猫は、気功がよく効くんです。動物は暗示にかかりませんから。人間の場合、いろいろみて思うことは、治療を受ける前から情報としていろいろなことがインプットされています。半分信じて、その力も加わっている場合もあるんです。なかには、自己催眠的な感じで、治ってしまう人もいるくらいですから。

五木　自己暗示とかですね。犬や猫の場合は、そういうメンタルな関係がないから、「気」の力がストレートにはいっていくのでしょうか。

望月　はい。犬よりも猫のほうがもっと敏感で、私がちょっと手を近づけると皮膚がピクピク反応してきます。

前に、英国人の男性のギックリ腰を治療したことがありました。私がその英国人の家で男性に気を入れると、どこからともなく二匹の猫が現れて私の手の上に乗り、お腹《なか》をすりつけるのです。すると、もう一匹がおしくらまんじゅうをして、その猫を押しやって、私の手に乗っかるのです。奥さんが二匹の猫を追っぱらってドアを閉めると、しばらくドアをガリガリ引っかく音がしました。そのとき私は、猫は気の「波動」がわかるのだなと思ったのです。

五木　それはおもしろい。人間以上に敏感なんですね。
　ところで、日本人は生まれながらにして、「気」というものに馴染《なじ》みがあるわけですね。現に、私たちの日常には、「気」という文字のつく単語があふれています。気質、気分、気配、短気、気象、浮気、気絶……ちょっと考えただけでも、つぎつぎと出てきますでしょう。
望月　ええ。霊気とか、雰囲気《ふんいき》、空気とか。
五木　私はこう思うんですよ。言葉というものは、その実体がなくなったとき、消滅する。平凡社の百科事典から「ボタ山」という言葉が消えたのは、それは「ボタ山」自体がなくなったからなんです。
　だけど、「気」という文字のついた言葉が、これだけ氾濫《はんらん》していて、それこそ何気なしに使っているというのは、それが、われわれ日本人の生活のなかに存在していることの証拠なんじゃないか。
　その点、ヨーロッパの人たちには、「気」というものは馴染みがないものですから、納得するのが大変なんじゃないでしょうか。気という英語はあるんですか？
望月　「気」はないですね。中国語のＣＨＩ（チー）とか、サンスクリットのプラーナという言葉を使って説明しています。

西欧人が気功治療を警戒するわけ

五木　数年前、私がニューヨークで『TARIKI』という本を出版したとき、他力《たりき》をどう英語に訳すかということが問題になったんです。翻訳家は、「アナザーパワー」とかいうから、それは違うだろうと。いろいろ探したけれど結局しっくりくるものがなくて、TARIKIという言葉をつかったのです。おなじように、「気」は「気」ですね。

望月さんは欧米のセンターのロンドンで、気功家として活躍なさっているんだけれども、ヨーロッパの人たちは、気をどういうふうに理解しているのですか。

望月　東洋に興味のある人たちは、人間の体のなかに生命エネルギーのようなものがあるのではないかと考えているようです。普通の人たちは、いや、そんなものはないと否定するんですね。熱心なキリスト教の人たちは、たとえば気功で治療して治ったというと、それは悪魔の力かというわけです。また、ある人は、いや、これは神の力ではないかと。

五木　キリストも最初は、めしいたる者を癒《いや》し、足の萎《な》えたる者を立たせたり……という奇跡を起こして、人びとをひきつけた。

望月　ええ。でも、中世あたりから、異端を徹底して迫害したんですね。

五木　ああ、魔女裁判とかいろいろありましたね。超人的なことをすると、ウイッチ（魔女）といって、異端審問に……。

望月　ドイツのミュンヘンに、年に二回ほど治療に行っているのですが、十二年前にはじめて行ったとき、ドイツの人たちは、なんて頭が固いんだろうと驚きました。科学でもって理解できないものは、全部否定してしまうんです。

五木　合理的かつ論理的、実証主義的なんですね。

望月　どうしてなのかと思って、いろいろ訊《き》いてみたら、どうも中世のころ、いろいろな村落で、魔女裁判が行われたらしいんです。ちょっとでも、人と違う、並はずれた力がある人は、「あの人は、不思議な力を使う」と訴えられて、審問所に連れていかれたそうなんです。そうすると、魔女だということで、火あぶりの刑ですね。

五木　魔女裁判のころは、ヨーロッパの人口のかなりのパーセンテージの人たちが、生命を奪われたといわれていますね。

望月　一つの村落が全滅したこともあったらしいです。そういうことが、歴史にあって、うっかり変なことは言わないということになったらしいんです。

五木　証明できる科学的なことしか言わないと。

望月　ええ。

五木　合理的なことしか言わない。

望月　それ以外は削《けず》ってしまう。

五木　それはおもしろいね。ヨーロッパの科学信頼の背後には、魔女的なものとか呪術《じゅじゅつ》的なものに対する忌避《きひ》があるというのは、いわれてみれば、なるほどと思います。それでいながらヨーロッパの人たちは交霊術とか、心霊協会とかやたら好きですよね。とくにロンドンは『ハリー・ポッター』に代表されるように、魔女や魔法使い、ゴーストがうようよしている。

望月　ロンドンは、ふしぎと、そういうことが盛んですね。大学でも、サイキック・カレッジとか、霊媒《れいばい》のような超能力を訓練するカレッジみたいなのがありまして。

五木　科学と合理主義と、あるいは原理主義というか。

望月　ドイツでは、気功で治っても、いやこれは時期がきたから治ったんだといって、決して、「気」を認めようとしません。

五木　なるほど。いかにもドイツ人らしいな。（笑）

望月　一回治っちゃうと、もう二度と来ません。来ているのは、奥さんが日本人とか、東洋に興味がある人たちです。一般の人たちは、科学でもってきびしく教育されていますから、証明できないもの、科学的でないものは、耳をふさいじゃうか、拒否しちゃうんですね。

五木　それは魔女裁判のころの恐怖が、やっぱり残っているのだと思う。ともかくものすごく残酷なことをやったわけですから。まわりに薪《まき》を積んで燃やして、若い女の子なんかを生きたまま、はりつけにして。その光景を大勢の人たちが見ていた。その記憶というものが、DNAに組み込まれて、子々孫々《ししそんそん》にまで伝えられているんじゃないかと思いますね。

望月　そのようですね。

五木　そうすると、外国人で、望月さんのところに来られるかたは、親しい人の実際の治癒例などを聞いて……といったケースが多いんでしょうか。

望月　そうですね。最初は、知り合いの人の治った姿を見て。たとえば、おなじ会社の人があんなに腰が痛かったのに治った。そういう姿を見て、自分も行ってみたいと思うんですね。

素直な心が気をキャッチする

五木　日本人の場合、生まれながらにして、なにか「気」というものがあると感じ、気分とか気合いという言葉を耳にしながら生活してきたわけですよ。お寺に行くと、山の霊気を感じるとか。たとえば玉砂利《たまじゃり》をさくさく踏んで神社の前に立ったとき、私はブッディストだけれども、それでもなにか晴朗な気分になります。そういう意味で、日本人は気を感じることが遺伝的に敏感で、上手な国民だと思うんですが。

望月　そういう面では、日本の風土が、「気」を感じる感性を培《つちか》ってきたように思えますね。

五木　先験的に、気についての情報や感受性をもっている日本人にくらべて、欧米人は予備知識もなく、なかには、非常に危険なもの、異端なものとして、偏見をもっている人も多い。

犬や猫や赤ちゃんは暗示にかからないから、よく効くというお話でしたが、欧米人の場合も同様に、物理的に治している感じですね。なかには、たとえば奥さんにすすめられて来たものの、ほんとうは、迷惑だと思っている人もいるのではないですか。

望月　半信半疑で来ても、また絶対効《き》かないと思って来た人でも、本人の気の「通り」がいい場合は、劇的に効《き》くんです。そのときから、考えかたが少し変わってきます。ああ、何かあるのではないかと。自分で身をもって体験し、そう感じた場合は、治ったら、それきりというのではなくて、つづけて来るようになります。

五木　ずっと前に聞いた説なんですが、欧米人は肩凝《かたこ》りがわからないというんです。凝るという状態を英語でうまく表現できない。ある専門家はバックペインだというけれど、それは背中の痛みであって肩凝りではないと思う。

望月　そうですね。

五木　むかし、パンアメリカン航空でサンフランシスコに飛んだときのことです。深夜便で、ほとんどお客さんがいなかったので、スチュワーデスも手もち無沙汰《ぶさた》なのか、お茶をもってきて、私の隣で話しこんでいたんですよ。

で、外国の人は肩が凝らないという話になって、どれどれ、ほんとうに肩が凝っていないかどうか、もんであげようといって、私が彼女の肩をもんであげたんです。いまだったら、セクハラなんていわれそうだけれど。その年配のスチュワーデスさん、気持ちがいい、軽くなったと喜んでいました。ということは、外国人もやっぱり肩が凝っているんじゃないですかね。

望月　私はイギリス人やドイツ人など、ヨーロッパの人びとをみますけれど、彼らの肩は、最初、触ると柔らかいんです。柔らかいから、凝っていないなと思うんですけど、肩は痛いという。ギューッと押すと脂肪の下に、ピアノ線がぴんと張ったようなところがあるんです。そこを触ると、痛い痛いというんです。彼らは、凝りかたが深いから、あまり自覚しないのでしょう。

五木　日本人は、あまり脂肪がなく、ピアノ線が露出しているため、凝りの自覚症状が強く出るんでしょうか。

ところで、実際に気功治療をなさって、外国人の方と日本人とでは、反応はやはりちがいます？

望月　外国人か日本人かというよりは、その人が、深い意識のところで、オープンな、寛容な人か、または、何ごとも疑ってかかる批判的な人か……という点で異なるように思えます。

五木　素直《すなお》な人間のほうが、気がよく流れているということかな。

望月　そうですね。

初めての「気」はトーストの匂いだった

五木　そもそも、望月さんが「自分のなかには人を治す能力があるんだ」と気がつかれたのは、いつごろのことなんですか。

望月　若いころ、五木先生の『青年は荒野をめざす』に触発されて、ヨーロッパや中東、アフリカを放浪していたことがあるんです。

五木　一九六〇年代の後半のころですね。望月さんとおなじ時期にシベリア鉄道で、北欧に行った人がたくさんいて、そのなかのひとりが建築家の安藤忠雄《あんどうただお》さん。彼は、横浜港で家族と水盃《みずさかずき》をかわして、今生《こんじょう》の別れをして出発したと言っていました。

望月　ああ、そうでしたか。

五木　放浪しているときに、気功と出会ったのですか。

望月　最初、少林寺拳法《しょうりんじけんぽう》をやっていたんです。なかでもとくに、整法、体を整えるということに興味をもって、経絡《けいらく》や急所、ツボというものを勉強したんです。

五木　経絡というのは、おもしろいですよね。一つのツボを押すと、またたくまに、脱臼《だっきゅう》が治ったり、ぎゃくに、気絶したりとか。私の場合、肩を指で押されるとかならず胃が鳴るんですよ。

望月　経絡でつながっているから、反応するんですね。経絡の勉強をしていくうちに、中国の呼吸法や、インドのヨガに興味をもつようになって、自己流でやるようになったんです。

五木　その過程で、「気」というものを認識されたわけだ。

望月　あるとき、ヨガのポーズで体をねじっていたら、背骨のあたりから、プーンとパンを焼いたような香ばしい匂いがしてきたんです。

五木　自分の体のなかから？

望月　ええ、最初は、てっきり、どこかの家でトーストを焼いている匂いがしているんだと思っていたんですが、いつでも、昼でも夜でもヨガのポーズをすると、匂いがしてきたんです。そのうちトーストの匂いだけでなく、マーマレードやバラのような甘い香りがしてきたり、足の下がむずむずしてきたんです。もしかしたら、これが「気」なのかもしれないと思いました。

五木　他人に対して、気功治療をなさったのは、どういうきっかけなんですか。

望月　一九八六年だったと思います。そのころ、ロンドンで旅行会社に勤めていたんです。

たまたま少林寺拳法《しょうりんじけんぽう》のインストラクターを案内して、アフリカをまわっていたときです。エチオピアで、その拳法の先生が練習中に首を痛めていたので、治療をしてさしあげたのです。

五木　頸椎《けいつい》がずれたんでしょうか。

望月　ええ。それまで、ロンドンの道場の仲間が整法をしたんですが、どうしても治らなかったんです。私、なぜかそのとき、直感的に治せるかもしれないと感じたんです。

五木　ふーん。

望月　椅子に座ってもらって、曲がらない患部に手を近づけたら、彼がとても熱く感じるというんです。そのあと、頸椎がくつくつ動いている様子が、私の手に伝わってくるんです。本人に訊《き》いたらやっぱり何か動いているというんですね。

五木　それは望月さんのほうも、相手の体のなかの反応が、手に取るようにわかったのですか？　どのくらいの時間、手をかざしていたんですか？　三十分くらいかな？

望月　いえ、十五分くらいですかね。そのあと、首の痛みがとれ、曲がるようになり、治ってしまったんです。そのときは、一時的なもので、明日の朝になったら、また元にもどるんじゃないかと思いましたけど。

五木　まあ、ふつうはそう思うでしょうね。
望月　だけど、翌日になっても平気だし、一カ月、半年たっても平気だったので、ああ、やっぱり治ったんだと実感しました。
五木　そのときは、はっきりと、「気」を用いての施術《せじゅつ》だと認識されていたんですか。
望月　いいえ。以前にも、整法で肘《ひじ》の痛い人を治していたとき、私が患部に触れる前に、手を近づけていっただけで、痛みが消えましたと言われたことがあるんです。私はまだ何もしていないのに、ふしぎだなあと思っていたんですが。そのとき、テクニック以外の何かプラスアルファの力が働いているなということは、なんとなく感じたんですね。

気を送るということ

五木　カイロプラクティック的なもの以外の、何かがあると感じられたのですね。
望月　そうです。それから、ヨガや呼吸法を熱心にやるようになって、いろいろふしぎな感覚を覚えるようになってきたんです。ああ、これが「気」じゃないかと意識すると、気がどんどん集まってくるんです。
五木　集まるというのは、実際にどんな感じなのかしら。

望月　手のひらの中心が、もわっと温かくなるんですね。空気の真綿《まわた》みたいな感じがするんです。それを、相手の気の流れの悪いところに近づけるんです。たいてい、そこは、冷たく感じるので、その部分に気を送ってあげるんです。

五木　「気を送る」というのは、よく使われる言葉ですが、それは具体的にどういう作業なんでしょうか。たとえば、自分の精神とか心のなかで、自分のもつエネルギーを相手に放射しているような感じですか。

望月　最初は、意識を集中させて、自分の「気」が相手に流れているものと思ってやっていたんです。けれども、どんどんやっていくうちに、とくべつそう思わなくても、自然に気が出るようになったんです。

五木　ということは、気を送りながら、相手と話をしたりできるわけですね。

望月　ええ、でも最初のころはだめでした。集中しなければならないと思っているから、音楽がかかったり、おもてがざわざわすると、うるさくて、イライラしました。それがだんだん変わってきまして、外のいろいろな状況に左右されることなく、気を送れるようになったんです。ちょうど虫歯の痛みを感じながら話したり、勉強したりするのとおなじようなことです。

五木　なるほど。で、気を送るとき、相手の状態というか、心構えはどう関連するのでしょうか。たとえば、音叉《おんさ》というものがありますね。二つに曲がっている片方の鋼《はがね》をポンとたたくと、もう片方が鳴り出します。ああいうふうに、相手の気との共鳴ということもあるわけですか。

望月　ええ。

五木　たんにカラのバケツに一方的に気を「注ぐ」というのではなくて、もともとある、弱かったり、乱れてはいても存在する相手の気に「同調《シンクロ》」することなのかな。

望月　そうですね。いろいろなものに「陰」と「陽」、プラスとマイナスの要素がありますよね。気にも、陰と陽があるんじゃないかと感じているんです。陰はだいたい冷たくて、陽は暖かい感じがします。

五木　たしかに、自分の体のなかでも、温かい部分と冷たい部分がありますね。私の場合、腰のあたりが冷たく感じますけど。

望月　そこが気の滞《とどこお》っているところじゃないかと思うんです。気を送ると、相手の体のなかでエネルギーが不足しているところに気は集まっていきますから、そこは温かく感じます。また古い痛みとか、慢性の疾患の場合、エネルギーがよどんで、岩のように凝《こ》り固まっていますから、それを気で散らす場合、最初はスーッと冷たい感じがするんです。
五木　相手の気とシンクロして、さまざまな反応をするんですね。
望月　そうですね。最初は熱くてもつぎに涼しく冷たく感じたり、それが過ぎると、また温かくなるというように、ひとつの部分でも微妙に変化していきます。
五木「反発」する気というのは、あるんですか。送り手の気を、かたくなに拒むようなケースとか。
望月　ええ。こんなことしても治りっこないと頭から決めつけている人は、無意識に、気がはいってくることをブロックしているので撥《は》ねかえされます。
五木　やはり、受け手が、気に全幅の信頼をおいているほうがやりやすいでしょうね。
望月　それはそうですが、でも、ニュートラルなら充分です。何かわからないけれど、ともかく受けてみようと、素直《すなお》に自由な気持ちでいればいいんだと思います。
五木　気がスムーズに流れていくときは、送り手から相手に水を注いでいる感じなんですか？　それとも両者が響きあっている感じ？
望月　なかでいろいろな感覚があって、その部分が反応している場合もあるし、その人の気が足のほうにズッと流れていく感じをキャッチすることもあります。全部ちがいます。

十人いたら十人とも反応はちがうので、一概《いちがい》にこうだとはいえないですね。

受け手の反応は十人十色

五木 なるほど。そういう治療を受けている側の反応はどうですか。私の友人がはじめて気功治療を受けたときは、地獄の底からしぼり出したような、グォーという雄たけびを何回かあげたというんです。自分ではすっかり気分がよくなって、寝入ってしまったので自覚症状はなかったらしいのですが。ぼくは、それはきみの体のなかから悪霊が出ていったんだという珍解釈をしたんですけど。

望月 気がはいってきて、緊張がとれ、リラックスしてきたので、胸のあたりにつかえていたストレスが、声として発散されたのではないでしょうか。

五木 そうかもしれませんね。たしかに彼はそのとき、不眠症状がつづき、疲労が極に達していたらしい。悪夢の雄たけびをあげてから、お腹のなかがクルクル動いてきたような気がしたそうです。望月さんが体験されたなかで、どんな反応が多いですか。

望月 人それぞれちがうので、一概にはいえませんが、極端なケースだと、気を入れた途端に手足をバタバタさせて、大暴《おおあば》れしはじめた人がいるんです。女性でしたけれど。

五木　その人は日本人？

望月　ええ。ロンドン在住で、ご主人はシティ・ユニバーシティの健康心理学の教授でした。その奥さん、最初は、手足をバタバタさせていたと思ったら、終わりのころになると声を出して泣きはじめましてね。オイオイ、オイオイ子供のように泣きじゃくるんです。

五木　その人は、自分が大暴《おおあば》れしたり、泣き出したりしているという自覚があるんですか？

望月　あります。でも、途中からぐっすり寝ちゃっていますから、半分は自覚がないと思います。そして、ひととおり終わって起き上がったら、体が痛かったのが治って、すごく軽くなったというんです。そのことを家に帰って、ご主人に話したんでしょうか、すぐご主人から治療の予約がありました。

五木　ご主人というのは、イギリス人の心理学者ですか。

望月　ええ。ご主人の場合は、気を入れると手がピアノを弾《ひ》くように動いてしまうんです。しばらくしたら、奥さんとは反対に笑いはじめたんですね。最初は小さな声だったんですが、だんだん大きな声で、気持ちよさそうに笑っていました。ご本人、笑いながら、なんで笑っちゃうんだろうといって、笑っていました。

五木　へーえ。

望月　私もおもしろいから、いっしょに笑っていましたけど。（笑）

五木　泣いたり、笑ったりすることで、緊張がゆるみ、古く澱《おり》のように固まっていたストレスが発散されたのでしょうね。笑うことは、免疫機能を活性化させ、自然治癒力を高めるといわれていますが、私はかねがね、笑うことだけではなく、泣くことも非常に大切なのだ、泣くことによって、カサカサに乾いてささくれ立った心と体に潤《うるお》いが与えられ、瑞々《みずみず》しい生命を取り戻せるのだと考えているのですが、気功治療でも、そういう考えなんですね。

望月　ええ、そのとおりです。ロンドンで十五年くらい銀行に勤めている女性がいました。背中が鉛のように重くて、いろいろな薬を飲んでも効《き》かない。マッサージや鍼《はり》をしてもだめで私のところに来たんです。その人に気を入れたら、突然、涙をポロポロこぼしはじめたんです。ティッシュペーパーをいっぱい使って、治療中ずっと涙を流して泣いているんです。

本人は、勝手に涙が出てくるといっていたので、泣いているという自覚がなかったんでしょう。終わったらまるで痛みがないというんですね。

五木　その人は、長年にわたって、鬱々《うつうつ》としたものを心に溜《た》めていたんだろうなあ。

望月　ええ。いろいろ人間関係が複雑で、言いたいことも言わずに、ずっと我慢《がまん》してきたんだって話していました。

五木　泣くという行為によって、自分のなかの澱《おり》が浄化されたと考えると納得がいく。

望月　そうですね。その人に限らず、泣いたり笑ったりした人は、かならず言いますね。そういえば、ここ何年も涙を流したことも、笑ったこともなかったって……。それともうひとつ、変わった反応としては、突然、歌をうたい出す人がいました。

五木　歌をねえ。

望月　本人は眠っているため、自分が歌をうたっているという意識はありませんから、最初ああ、外でだれかが歌をうたっているんだろうと思ったみたいなんです。それで、途中でハッと気がついて、「先生、私、歌をうたっていませんでしたか?」と訊《き》くんです。そして、また気を入れると、歌をうたい出すんです。ずーっと歌っていて、終わったときには、体がすっかり元気になっているんです。どうも歌うことによってなにか、老廃物を出しているようなんです。

五木　そうですか。歌はやはり気の流れをよくするとか、老廃物を押し出すといった力があったんですね。聖書には、「初めに御言葉《みことば》があった。御言葉は神とともにあった」と書かれていますが、私は、「初めに歌ありき」ではなかったかと考えるんです。人間は感動したとき、思わず声をあげ、それはひとつの歌になっていたと思うんですよ。

望月　ええ。

五木　だから、いまおっしゃった、歌によってなにかを洗い流し、傷を癒すという感覚はとてもよくわかります。ほかに、気を送っているときにおこる反応には、どんなものがありますか？

望月　目を閉じると、頭のなかに、いろいろな映像が出てくるという例があります。カラーテレビのように、色付きで子供時代のいちばん楽しかったことが映し出されてきたというんです。その人は秋の刈《か》り入れが終わったあとの田んぼで、土塊《つちくれ》を投げあって遊んだことが、少年時代のいちばん楽しい思い出だったらしいんです。

そのときのことが映像として出てきて、楽しかったという気持ちをリアルに思い出したというんです。ああ、楽しかったなあ、と思って目を開けたら、背中の痛みがすっかり消えていたというんです。

五木　楽しいことを思い出すことで、体のバランスをとって、治してしまうんですね。ほんとうにいろいろな反応があるものだなあ。

望月　気を入れると、私も予測できないような反応がおこります。十人いたら十人とも反応の仕方《しかた》がちがうといってもいいでしょう。一概《いちがい》に、気功だから治る、気の巡《めぐ》りがよくなると言わないほうがよいと思うんです。

五木　そうですね。気の受け手としては、何ごとも極端に走らないほうがいいんです。

第二章

気の力

対話はいよいよ佳境《かきょう》にはいってくる。というよりは、いきなり本番という感じで、この章では「気」と「気功」治療の思想と実践の核心部分がすべて明らかにされるのだ。

望月さんが実際に治療したガン患者さんの例などは、ひとつのケースにすぎない。もっと大事なことは、「気」を扱う人がどういう姿勢で生きているかということだ。

私は作家シャーマン説を言い続けてきた。書き手はひとつのヨリシロにすぎない、と。望月さんもご自分を一本のパイプにたとえている。なによりも大事なことは、すべてのことに対して謙虚であるということだろう。私は謙虚とはおよそ縁のない無作法者だが、謙虚であることの大切さだけはわかっている。

ここで紹介されている奇蹟のような治療例も、私にとっては格別びっくりすることではない。世の中にはありえないことなど、なに一つないのである。

私は「気」がなにか特別なパワーを発するとは思ってはいない。望月さんと長時間語りあった後でもそうである。親鸞《しんらん》のいう「自然法爾《じねんほうに》」とは、「おのずからしからしむる世界」ということだ。「おのずからしからしむる」力に、ほんのちょっとの方向性をあたえることが、「気功」の仕事かもしれないと考えている。

大事なことは、「気」を超能力のように簡単に思いこんでしまわないことだ。役立つ人には役立つ。縁なき人には意味がない。そのくらいに考えたほうがいいのではあるまいか。

気は宇宙の無限のエネルギー

五木　おなじ肉体的な障害や痛みでも、気功治療が有効な場合と、効《き》きにくい場合があるんでしょうね。

望月　あります。だいたい手術をして切ったところは、なかなか効きにくいですね。

五木　そのことは、私もずっと前から思っていました。体のなかには、中医学（漢方）のいう経絡という、目に見えない情報システムがあるという。それは血管やリンパ管とおなじように、人間の体じゅうを巡《めぐ》っているらしい。だとしたら、外科的な手術をするということは、その流れを切断することになるのではないかと考えていたんです。体にメスを入れるということは、たんに筋肉を断層として切っているだけの話じゃないですから。もしも流れがあるのだったら、いっぺんそれを途中で切断しているわけですから。

望月　体にメスを入れても、「気」の流れがつながった人は、気功治療が効いて、治っていきますけれど、つながらない人はむずかしいんです。

五木　自然とつながる人もいるんですね。

望月　ええ。全部切っちゃったからだめというのではなくて。

五木　なるほど。しかし、いまの医学の常識では、「気」の存在は完全には認知されていないし、ましてや手術のときに気の流れを損ねないように切るという医師は、ほとんどいないのではないかと思うんですよ。

望月　ええ、手術をしても、気がつながる人というのは、もともと、エネルギーの強い人なのではないかと思います。

五木　そうでしょうね。ところで、望月さんは、「気」とは何だとお考えですか？

望月　私が感じることは、臓器と臓器、また肉体と心をつなぐ情報系のエネルギーのようなもので、光ファイバーのように、体内には、そのエネルギーを流すシステムができているんじゃないかということなんです。

五木　ふーむ。情報系のエネルギーですか。日本のホリスティック医学界のリーダー的存在の帯津良一《おびつりよういち》さんは、外科医として、長年、手術の場に立ち会い、ひとつの疑問に駆《か》られたそうです。

人間の体を開いてみると、臓器と臓器のあいだに、隙間《すきま》がある。この隙間とは何かと考えていった末に、ひとつの結論に達したというのです。この隙間にこそ、生命エネルギーがひそみ、それが臓器と臓器をつないでいるのではないか、と。

望月　ええ。

五木　帯津先生は、中医学や漢方薬を研究された経験から、この隙間《すきま》に、気があるのではないかと考えて、「気場《きば》」と呼んでおられるんですね。

望月　気を送ると、気の滞《とどこお》りが治り、胃や大腸や小腸など臓器がピクピク動いて、正常な位置にもどることがあります。実際、ゴロゴロとか音を立てて臓器が動いているんです。

五木　なるほど。いま望月さんは情報系のエネルギーとおっしゃいましたが、そのエネルギーとは、気功家自身がつくり出すものなんですか。

望月　中国の気功家は、九十九パーセントの人たちが、気というものには限りがある、だから、めったやたらと出すものじゃないといいます。彼らは、「練功《れんこう》」といって、気を自分で練って、鍛錬《たんれん》してつくり上げ、自分のなかに充満させ、さらに余ったものを他人に与えて治療するというんです。余剰《よじょう》の気を使っているんですね。

五木　そうすると、そのうち余剰の気だけでなく、自分の生命を維持《いじ》している気まで使うことになって、疲れるんじゃないでしょうか。

望月　そうですね。そればかり使っていると自分の寿命も縮んじゃいますから、中国人の気功の人たちは出し惜しみするんですね。

五木　ああ、それはありえますね。よく手かざしや、八卦見《はっけみ》など民間療法で病気を治す人は、短命だといいますけれど。望月さんは疲れませんか？

望月　私も最初は疲れたんですが、あるとき、気とは、宇宙の無限のエネルギーではないかと気づいたんです。だから、自分のなかの気がなくなったら、その無限のエネルギーをとり入れればいいと。そのコツを覚えたら、疲れなくなり、かえって元気になりました。

五木　なるほど、宇宙の無限のエネルギーというのは、道教の天地生成の根源、混沌《カオス》の思想と似ていますね。道教では、カオスの「ゲン」というもののなかから生まれてくる気が「元気」で、元気は一切の「元《もと》」であるという考え方をします。

望月　ええ。

五木　元気のなかから陰陽の幹《みき》が生じ、和気《わき》が生じると考えるわけですから。元気というと勢いがあって活気があることと考えがちだけれども、ほんらいの意味は少しちがいます。

ゲンというのは、「元」という字もつかうけれど、「玄」という字もつかうんです。故・福永光司《ふくながみつじ》さんにいろいろお話をうかがう機会が多かったんですが、玄という字はどういう意味かというと、黒いものなんですね。ただ黒いだけじゃなくて、黒のなかに赤黒いような色を帯びている。いわゆるブラックホールなんですね。その赤黒いエネルギーを帯びたかたまりのなかから、すべてのものが発生してくる。それが「気」のもと、元気なんだという考え方。

望月　ああ、そうなんですか。

五木　ですから、元気というのは、「源気」と書いてもいいし、「原気」でもいいわけ。その源の気が集散して、宇宙が生まれ、太陽も生まれる。人も動物も生まれると考えるわけですね。

気という考えが、江戸時代には明確にあったのには、びっくりしました。貝原益軒《かいばらえきけん》の『養生訓《ようじようくん》』のなかにこう書いてあるんですね。「人の元気は、もと是《これ》、天地の万物を生ずる気なり。是、人身の根本なり」と。

気功家シャーマン説

望月　五木先生と福永光司《ふくながみつじ》先生の共著のご本、『混沌《こんとん》からの出発』にはたしか「気が散じて物が終る」というふうに書いてあったと思うのですが。

五木　ええ。道教では、気が散じて生命が尽《つ》き、人間もいのちが終わる。そのとき、散じた気はどこにいくのか。元気、あるいは源気にもどる。その循環のなかに生命というものがあると考える。

望月　気の本質はたしかに、巡《めぐ》る、循環するものですからね。

五木　そうですね。こういう道教的な思想のなかから、気の循環ということが出てくるのではないかと思います。

病気というのは、読んで字のとおり、気の滞《とどこお》りのことなんでしょう。生命の活発な循環が滞っている状態を指し、気が涸《か》れた状態、ケガレの状態が、死を意味するんですね。道教からみると、気というのは、長い歴史をもった非常におもしろい思想です。

望月　気が滞った状態、気が涸《か》れている状態、ぎゃくに、活気のある元気な状態というのは、見れば、わかりますね。

五木　ほう、それはどうして？

望月　その人の体から、発する光というか、もやのような状態を見るとわかります。

五木　光。それは、オーラなんですか？

望月　ええ。調子がよくて元気な人の体の輪郭《りんかく》から、ピンクとかグリーンとかのきれいな強い光のもやが出ています。ぎゃくに、病気の人や悩んでいる人はグレーや黒などくすんだ色のオーラが見えますね。また、体の部位に損傷や疾患《しっかん》がある場合、その部位周辺のオーラの輪郭《りんかく》がへこんで見えることがあります。
五木　ふーん。ところで、最近「気」について、整体師の片山洋次郎さんが興味深い説明をしていました。片山さんは、人間の不健康な状態を、オーケストラの音がばらばらの状態で鳴っていて統一がとれていないことだといっています。ちゃんと指揮者がいて、その音に対して、いい形でのバランスを調えれば、いい音楽が流れ出ると。
望月　なるほど。
五木　人間の体のなかには、胃もあれば腸もあり、いろいろな器官がある。それぞれがそれぞれの気をもっていて、その気が一つひとつの楽器となって、音楽を奏でている状態が良い気の流れなんだそうです。
　その楽器がばらばらに雑然と鳴っているような状態であれば、それは気が乱れているか、滞っているのであって、ちゃんとひとつの秩序にしたがって和声を奏でていれば、健康な良い状態といえるのではないかと。
望月　その場合、気はひとつの情報系の司令塔といえるのでしょう。
五木　そうですね。片山さんは、気はコンダクターの役割をしているのだといっています。腸も気をもっている、腎臓も、肝臓も気をもっている。心臓も関節も気をもっている。それぞれのなかを流れている気がある。それが流麗な流れかたをして、いい音楽を奏でていれば、健康な素晴らしい状態だと。

望月　私が気を送って治療をするというのは、そういう不協和音になったり、滞っている気を、宇宙の無限のエネルギーで、きれいに流れるようにするということではないかと思います。

五木　私は気功家シャーマン説というのを唱えているんですよ。(笑)

たとえば気の強い人が、気の弱い人、気の滞《とどこお》りのある人を治療するという考えでは、まだ低いと思いますね。自分の体をとおして、天地の大きな気が自然に相手へ流れていく。自分は一本の管《くだ》であるという考えでいるほうがよいのではないかと。仏教的にいうと、他《た》力《りき》の力を自分が受けて、循環する生命の流れとバトンタッチしているのだと謙虚に考えるほうがいいのではないでしょうか。

望月　私もそう思います。治療をはじめたときは、とにかく相手をよくしてあげたい、治してあげたいと強く願っていました。

五木　善意から、心底よくなってほしいと思うわけですね。

望月　ええ。そういうふうにやっていると、治らない人がいると、夜、目を閉じて寝ているとき、その人の顔が出てくるんですね。そして、どうして思うように治らないんだろうと考えて、眠れなくなっちゃうんです。
あるとき、気がついたんですね。自分が治すとか、自分が治療してあげているのだという考えは、ひとつの「我《が》」であり、我が強くなるとストレスを感じて苦しむんじゃないかと。
五木 なるほど。
望月 そのうち、私はただ宇宙のエネルギーのパイプの役目をしているのだと考えるようになりました。自分が治すという考え方じゃなくて、なにか大きな宇宙のエネルギーが私の体をとおして、相手にいくと。私は、一本のパイプにすぎないと。そして、それが相手に伝われば、相手のもっている自然治癒力が高まって、細胞が活性化して治っていくから、あとはその人にまかせればいいんだと、そう考えるようになったんです。そうしたら、ストレスは消えましたね。

奇跡的な治癒を体験する

五木 それは、まさに他力《たりき》の思想、といってしまうと、枠《わく》にくくってしまうようだけれど。

宗派をこえて、最終的に他力の問題ですね。私もじつはいま、おっしゃったような考えで仕事をしてきて、およそ四十年がたちましたが、そのあいだ、一度もスランプを感じたことがないんですね。

有馬頼義《ありまよりちか》さんという先輩作家がいらして、おなじ久留米《くるめ》の出身ということで、とてもかわいがっていただいたんです。あるとき、有馬さんから、こう言われたんですね。「五木君ね、自分が作家として長くやっていくためには、いちばん書きたいこと、大事なこと、これさえ書けばかならず人をうならせることができるというような大切な材料は、最後まで書かないで、とっておいたほうがいいよ」と。

望月　はあ。

五木　それをもっているということで、自信が生まれて、書きつづけていくことができるから……ということなんですが、私は全然そんなこと考えなかったですね。ぎゃくにいまいちばん書きたいものを書いていく。

なにが私に書かせているかというと、読者の気持ちというか、目に見えないパワーのようなものなんです。読者は生きていくうえで、一人ひとりがすべて一つの物語をもっている。それを書いてほかの人に伝えたいけれど、生活の忙しさなどに追われて書けないでいる。その声なき声が私の体のなかにテレパシーのように伝わってきて、おまえ、書け、と。自分は書かされているんだと考えているんです。つまり、作家シャーマン説なんです。

望月　読者の気持ちに押されて、本を書いているというわけですね。

五木　そうですね。だから、その結果というものはあまり考えない。いいものができたときには、それはおれの力じゃないと謙虚に感謝すればいい。また、ろくな小説が書けなくて、失敗したときは、あんたたち読者が悪いと。（笑）自分が書いたんじゃなくて、あんたたちが書かせたんだから、そっちが悪いんだろうって ね。（笑）そういうふうに思えば、成功して傲慢《ごうまん》にならず、失敗して挫折《ざせつ》感を味わわないですみますから。

望月　なんだかおなじみたいですね、私と。

五木　そうですね。訪れてくる力というものを私は他力《たりき》と呼んでいるわけで、特別に宗教的な言葉として、つかっているわけではないのです。目に見えない力が万人に働きかけている。それを「気」と呼ぶかなんと呼ぶかは別として。

望月　私は宇宙の無限のエネルギーと考えていますが……。

五木　ところで、気功治療では、西洋医学や現代医療に見はなされた人びとが奇跡的に回復するようなケースが報告されたり、口コミで伝わっていますけれど、望月さんご自身も、びっくりされるほどの奇跡的な治癒というものを体験されたことはおありですか。

望月　いくつかありますけど、最近の例ですと、イギリス人の男性が膀胱《ぼうこう》ガンで来ましてね。膀胱のなかがガンだらけになり、お医者さんから、人工膀胱を覚悟してくださいと言われたそうなんです。それがどうしてもいやで、なんでも効《き》き目がありそうなものをやってみようと、私のところに来たんです。

五木　どのくらい治療をされたんですか。

望月　一週間に一回くらい、四、五カ月つづけました。そうしたところ、ガンは膀胱からすべて消えて、五年たちますけど、いまも元気です。月に一回ほど、再発防止のメンテナンスといって来ています。

五木　ほう。

望月　三年前になりますけど、日本人の五十代の男性が右あごの骨のところに空洞ができ、それがどんどん大きくなって、激痛が走るようになっていったんです。ガンの一種でした。しまいには、あごの骨がなくなってしまうといわれ、病院から大腿骨《だいたいこつ》を削《けず》って、あごの骨のところにつけるようにすすめられていたんです。その人はそれを断り、友人から私のことを聞いて、ロンドンに一カ月ほど治療に来たんです。

五木　日本からわざわざ？

望月　ええ、それで毎日、一時間半、気を送ったところ、夜も眠れないほどの激痛もだんだんと治まっていって、あごのところにあったこぶし大のこぶが小さくなっていったんです。最後には、とうとう消えて、とても楽になったんですね。それで、ゴルフも楽しんで帰国し、病院で検査をしたら、ガンに冒されていたあごの空洞の部分に新しく骨ができていると言われたそうなんです。いまは、再発もなく、元気に生活しています。

五木　いま、お話を聞いて、まっさきに感じたことは、その人は、ほんとうに勇気があるなあということなんです。明らかなガンの症状が出ていて、お医者さんに行ったら、手術をすすめられた。

たぶん、そういうときは、手術を受けなければ、大変だというようなことを言われていると思うんですが、それをきっぱり断って、第二、第三の道を求めて、望月さんのところにいらした。そういう状況では、なかなかお医者さんのいうことに逆らえないものなんですけれども。

望月　ええ、そうですね。日本の病院では、患者は、医者に対して、すごく弱い立場にいますから。

気功治療が効く人、効かない人

五木　前にお話しした帯津良一《おびつりょういち》さんが、ロンドンのガン専門病院の婦長さんの言葉として、「ガンはミステリアスだ」というものを紹介されていて、とても感動したんです。つまり、ガンというものはどうして発病するのかもはっきりわかっていないし、抗ガン剤が劇的に効《き》くケースもあれば、ぎゃくもあり、また、いわゆるオータナティブ・メディスン（代替《だいたい》医療）が功を奏する場合も報告されている。そして、なにもしないのに治るという自然治癒といった奇跡的な回復も無視できないというわけですね。

その意味では、気功治療で、ガン細胞が減少したという例を望月さんは実際に体験されているわけですから。

望月　はい、そうですね。

五木　気功が劇的に効いて、奇跡的な治癒がなされる場合など、望月さんは気を送っていらして、いわゆる手ごたえのようなものは感じられるのですか？

よく経験を積んだお医者さんは、患者さんの顔を見ただけで、病名、病気の程度、そして、治癒の可能性が読めるといいますが、気功治療の場合は、どうなんでしょうか。

望月　よく訊《き》かれるんですが、私はやってみないとわかりません、と答えることにしているんです。

五木　なるほど。そりゃあ、いい。

望月　アラブ首長国連邦の、ビジネスマンのケースなんですが、彼はスイスの病院で腎臓ガンと宣告されたんですね。ニューヨークの有名な病院で手術をすることになり、そこに行く途中に、ロンドンで降りて、私のところにやってきたんです。で、彼に気を送ると、左の腰の上のあたりの細胞が、ぱたぱたぱたぱたと動きはじめたんです。まるで蝶々《ちょうちょう》が羽を動かしているような感じで、それが手に直接伝わってきたんです。なにか強い反応が起こっているなあという感じをもちました。

五木　そのとき、受け手はどういうふうに感じていたんですか？

望月　その人は、蠅《はえ》が腰にはいって、細胞のところをぐるぐる動き回っているようだ言っていました。

五木　それで、そのアラブのビジネスマンは治ったんですか？

望月　ええ。ニューヨークの病院に行って、手術前の検査を受けたところ、何もないといわれたそうです。

五木　へーえ。

望月　その人は、慎重な人でそれだけでは信用できず、セカンドオピニオンを求めて、さらに有名な病院に行き、徹底的に調べてもらったそうです。そこでもなんでもないという診断だったので、喜んで報告してくれました。

五木　いま、望月さんからうかがったケースは、幸いにして、施術《せじゅつ》が成功した例ですが、なかにはまったく気というものを感じないという人もいるんですね。

望月　そうですね。

五木　私も何度か気功治療を受けたことがありますけれど、ジワーッと暖かい波がはいってくる感じを受けました。ところが、私の友人は、おなじような治療を受けても、まったく何も感じないというのです。そういう人の場合、効果はあまりないんでしょうか。

望月　気功治療が効《き》くかどうかに関して、これまでの経験から、五つのタイプに分類しているんです。一つは、もともと気の通りがよくて、心がオープンな人。こういう人はすごく効きます。二番目は身体的に気の通りがよいが、心は閉じている人。こういう人は、気を信じていなくても、唯物論者《ゆいぶつろんしゃ》でも効きます。三番目は、もともと気の通りが悪い体ではあっても、心が自由でオープンな人。こういう人はすぐには効果が出なくても、二回三回と治療を重ねていくうちに、徐々に気の通りがよくなって、治っていきます。

五木　気功が効《き》かない人というのは？

望月　四番目の、もともと気の通りが悪くて、しかも、心が閉じている人。こういう人はほとんどなんの反応もありません。

五木　そういう人に気を送っていると、どんな感じになるんですか？

望月　こちらから送った気が、首とか肩のあたりでブロックされて、なかにはいっていかないのがわかります。壁に行く手をはばまれた気は、元にもどって、私のところに帰ってきますから。

五木　そういう人は、気なんか絶対ないと思いこんでいるんでしょうか。

望月　そうですね。だけどふしぎなのは、五番目のケースです。どうして治ったのか、わからない。本人も私もお医者さんも、首をかしげる場合がときどきあります。人知をこえた、なにか大いなる力が働いているんじゃないかと思うことがあります。

この第五のケースに関しては、二とおりあります。物理的、医学的にみて、ほとんど無理だと思われても奇跡的に治る場合と、もう一方では、体はよく反応し、気の流れがスムーズにいくようになっているのに、本人の気分がよくならないし、病院の検査結果も思わしくないケースです。

　私がこの五番目のケースを、深く考えることになったきっかけがあります。ずっと以前、ドイツのミュンヘンで、六十代半ばのドイツ人の女性を治療してあげたことがあります。その女性は顔面麻痺《まひ》で、耳のうしろの神経を手術したあと、その後遺症で歩けなくなり、それから何年も車椅子の生活になってしまいました。下半身がぜんぜん動かないのを確かめて、私は心のなかで、これはちょっと無理だなと思ったんです。

　半年後、ふたたびミュンヘンへ行ったとき、明るい笑顔の女性が、すたすた歩いて私のところへ来ました。見ると、あの車椅子の女性でした。私は、その変わりように、本当にびっくりしました。なにか人知をこえた力が働いたとしか思えませんでした。それ以来、私は、やってみなければ、治るか治らないかは分からないと考えるようになったんです。

五木　五番目の人知をこえた、サムシンググレートの存在を信じている人の場合でも、奇跡的治癒がなされるときと、そうでないときがあるというのが、興味深いですね。気功治療の場合、受け手の心構えや、素質というものが、治癒に関連していることも考えられますね。

望月　そうですね。ちなみに、この奇跡的治癒が起きたドイツ人の女性が、気をどう感じたかを述べておきます。彼女は、体が熱くなり、壁や天井がゆれて見え、それから壁が斜めになったといいます。治療のあと、一週間はぜんぜん変化なく、その後、杖で立つことができ、だんだん歩くことができたそうです。

自利利他の思想が根底にある

五木　私は、気功治療にかぎらず、西洋医学でもなんでも、治療は医師と患者と看護する人とのチームワークだと信じているんですよ。私が気功治療を受けるときは、気を送ってくれる人に協力しようと、受け手として心と体を開こうと努力するわけです。気功家のかたの手から、暖かい刺激として気が流れこんできたら、それと同時に、頭のなかで、イメージをつくろうと。

つまり、自分の体のなかの細胞がみんなかちかちに固まって、にぎり飯《めし》みたいになっている状態がいまの自分の体だとします。そこへ、たとえば望月さんが気を送ってくださることで、こわばって固くなった細胞一つひとつに水が注がれて、瑞々《みずみず》しさをとりもどし、一つひとつがサーッといっせいに起き上がってくる様子を想像するんです。

望月　そうですか。（笑）

五木　浄土教《じょうどきょう》の初期の教えに、観想念仏《かんそうねんぶつ》といって、頭のなかで、阿弥陀如来《あみだにょらい》の光を浴びて、満ち足りた気持ちで浄土にいることを想像する行法《ぎょうほう》があるんですが、そのように自分でイメージするんです。固く凝《こ》りかたまった細胞の一つひとつに「気」が風のように、ザーッとなびきながら、きらきら光りながら、体のなかで喜びの歌をうたっているんだ……と思うんです。

望月　そうイメージすると、かならずそうなりますから。（笑）

五木　ほんとかな。（笑）ぼくは自分の想像力のトレーニングのつもりでやっているだけですから。先ほど、治療はチームワークだと言いましたが、私は僭越《せんえつ》ながら、治療者と患者のチームワークのなかで、医師や気功家など、治療するほうも、ぎゃくに患者から学ぶということはすごく多いと思います。

望月　そのとおりです。

五木　最近、私は「自利気《じりき》」と「他利気《たりき》」という言葉をつくったんです。

望月　仏教では自力《じりき》と他力《たりき》といいますね。

五木　ええ。仏教では、「自利利他《じりりた》」というんです。自分が修行を積んで、なにか悟りを得たら、自分だけで抱えているのではなく、周囲の、まだ悟り切れていない人にそれを伝えるという大乗菩薩道《だいじょうぼさつどう》の基本思想なんです。利他《りた》というのは、仏教でいう菩薩行という仕事になる。

菩薩というのは、仏如来《ぶつにょらい》になっていない前段階で、たくさんの人びとに一所懸命奉仕し、救うことで自分も仏になれる存在なんです。菩薩行をすることは、ほかの人を救うと同時に自分が救われる道なんですね。

望月　菩薩行を積まないと、仏様になれないんですね。

五木　ええ。ですから、私は考えるんですよ。気を施《ほどこ》している人は、気を施して治療をしていることで、同時に自分も癒されているのではないか、と。そう考えるのが、理想ですよね。

望月　そうですね。私も、いろいろな人に気を送って、空っぽになると、さらに強く熱い無限のエネルギーが注ぎこまれて、自分自身、癒されているのだという実感があります。

五木　やはり、そうですか。中国のように、気を使うことで、使ったほうが疲れて、弱って、損をしていくというのは、考え方がちがうと思う。それは一方的だと思うのです。ほんらいは、相互に、循環していくものではないでしょうか。

望月　そう思います。気は循環しているものなんです。

五木　気というものを自分で育てていった人は、自利《じり》を最初にやっているわけです。気力、体力を充実させ、自分のなかに、「気」のいい流れをつくっていっているのです。それを、他人に施すことによって、つまり、利他をすることによって、より大きなエネルギーが自分のなかに、またはいってくる。つまり、人を癒すということは、自分も癒されることである。それによって自分も救われるのだというのが、おそらく治療というものの最終的な境地なのではないでしょうか。

望月　はい。それはもう、いつも感じています。

第三章

気と想念

信じられないような話が出てきた。人間のつよいイメージが現実を変えていくという考えかたである。これも望月さんは自分の実際の体験として語っておられるわけだから、反論の余地はない。

イメージ療法のことは、かなり前から耳にしていた。たしかに一理あるとは思うのだが、これも可能な場合と、不可能な場合とがあるにちがいない。

「気」による遠隔《えんかく》治療のこともそうだ。望月さんはごく自然に、ロンドンから気を送ったら東京の人がそれに感応した、と言われるが、私にはまだ実感として理解できないところも多い。

ただ、肉親の死を「虫の知らせ」によって知った例は、数えきれないくらい知っている。そういうこともあろうかと思いつつ、まだ充分に納得できない気持ちがあるのが自然だろう。望月さんは、格別にイメージ力のつよい人柄《ひとがら》であるようだ。

私も物書きのはしくれであるから、頭の中での描写力には自信がある。むかしスペインから新聞の連載小説の原稿を電話送稿していた。まだFAXのないころのことだ。私が電話で「その段の右から五行目の三字分あいているところに、この文字を挿入《そうにゅう》してください」と言ったら、むこうが驚ろいて、「え？ そちらに控《ひか》えがあるんですか」ときかれた。控えはないのだが、罫《けい》をはさんで二段の組みが目に見えるように浮かぶのである。

さて、望月さんとのイメージ対決の結果はいかに？

遠隔治療は本当に効くのか

五木　「気功」の治療で一般の人にわかりにくく、誤解されやすいのは、いわゆる遠隔《えんかく》治療ですね。電話治療とか。気功治療の一ジャンルとして、実際に対面しないで、はるか遠くから気を送ると、空間をこえて、受け手はすぐさまキャッチし、体は反応を示すというのがなかなかわからない。望月さんも遠隔治療をなさったことがありますか。

望月　はい。東京からロンドンに電話がかかってきて、いま、ギックリ腰になってしまって、動けないので、気を送ってくださいとか、よくありますから。そうすると、「では、いまから気を送りますから、リラックスして、私の気を受けてください」といって電話を切り、私は、その人が元気になって、歩いている様子をイメージしながら、気を送るんです。

五木　受け手のほうは、なにか感じるんでしょう。

望月　なにか、光のようなものが、部屋にはいってきて、腰のいちばん痛いところに集まって、その箇所が熱く感じるといいますね。

五木　それで効果はどうなんでしょうか。実際に手を当てて、気を入れてもらうのとおなじなんでしょうか。

望月　私は変わらないと思います。十一ミリの悪性腫瘍《しゅよう》が肝臓にできた五十代の男性に頼まれて、毎日朝と夕、二回ずつロンドンから東京に気を送っていたんですが、一カ月くらい過ぎたころ、病院の検査があったんです。そうしたら、完全に消えていたんですね。もう三年くらいたちますけれど、現在も再発しないで、元気に仕事をなさっています。

五木　遠方へ気を送るというのは、どういうことなんですかね。

望月　こういうふうに私は考えるんですね。この部屋には、目には見えないけれど、世界じゅうの電波がきていると。それが証拠に、ラジオやテレビの受信機を置いて、ある周波数に合わせたら、この空間から、英語とかロシア語とか出てきますよね。

五木　なるほど。最近よくいわれていることは、私たちの生活空間には、いろいろな電子的な流れがあるということですね。たとえば、ラジオをつけながら、車を運転しているときに、車内でだれかが携帯電話をかけると、ラジオの音に雑音が混じって、混線したようになってしまいます。実際には、見えないけれど、われわれのまわりには、無数の電流があってお互いに影響を与えあっているということは理解できますが。

望月　それとおなじように、私が気を送ると、それは、電波のように、相手のところに届くんですね。ここで私の気を受けようと思ってリラックスしたら、その瞬間から私の気の周波数にダイヤルを合わせたことになるんです。そうすると、私の送るエネルギーを受信できる。そんなふうに考えたら、考えやすいんじゃないでしょうか。

五木　ふーむ。

望月　ただ現代科学では、そういう距離をこえていく気のエネルギーが何であるかということは、わからないですね。

五木　そうでしょうね。

望月　以前、ある週刊誌が大きく報道していましたが、それによると、いくつかの大学が協力して、送り手と受け手に電極をつけて、気を伝える実験をしたそうなのです。たしか東京から仙台へ。すると、気を送った瞬間に、距離をこえたところにいる受け手の脳波が、だんだん送り手の脳波に同調《シンクロ》してきたという報告があるんです。

五木　そのときの脳波というのは、相手のところに、気を送って、治ってほしい、治してあげたいという念というか、祈りが現れたものと考えられるのでしょうか。

多く祈られた人は早く回復する？

望月　そういえるのかもしれませんね。アメリカでの祈りに関しての実験のことが『祈る心は治る力』（日本教文社）という本に書かれていました。アメリカでは、一九九五年に「医療における精神的な治療」という会議がハーバード大学医学校で開かれたことをきっかけに、祈りや宗教と、健康との関係を研究する実験が盛んなんだそうです。

五木　そういえば、新聞にも出ていましたね。「毎日曜、教会に礼拝に行く人は、心臓疾患になっても、回復する可能性が、行かなかった人にくらべて、五十パーセントも高い」という報告を読みましたよ。こういう説はどうかと思うけど。

望月　また、『生きがいの本質』（ＰＨＰ研究所）という本によると、アメリカのある病院で、祈りの効果について実験した報告を紹介いています。まずコンピューターを使って、ランダム（無作為）に、患者を二つのグループに振り分けました。Ａ群は、「祈ってもらうグループ」で、Ｂ群は、「祈ってもらわないグループ」でした。そして、全国から「祈ってくれる人」たちを募集し、Ａ群の人たちの病気の回復を祈ってもらったんです。そのとき、医者や患者や看護婦など当事者にはそのことを一切知らせないんです。

五木　知っているのは、祈る人と、実験をアレンジした人たちだけなんですか？

望月　そうです。そうしたら、驚くべきことに、祈ってもらったＡ群のグループの人たちのほうが、あきらかに病気の進行が遅くなったそうなんです。この実験によって、「心」が何百マイルも離れた出来事に影響をおよぼすことができることが判明したといいます。そのときの結論は、祈るという行為は、なにかの波動、なにかの想念を相手に送っていて、その日に見えないエネルギーが、相手の病状に良い影響を与えるのではないかということだったんです。その説に対して、それは暗示にかかっているのだ、という反論があったと思います。

五木　まあ、そういう反論は当然おこるでしょうね。

望月　そこで、「祈り」を研究しているある組織は、それならばというので、こんどは人間ではなく、植物の種で実験をしたんだそうです。暗示にかからないということで。そこでライ麦の種を、AB二つのグループに分け、Aグループには、早く芽が出るようにという祈りを送り、Bにはなにもしなかった。そうしたら、やはり、病気の人とおなじように祈ったほうが早く大きくなったそうなんです。

五木　ほう。

望月　やはり祈りという想念が、距離をこえて、その先に働くんじゃないかというんです。その力が何なのか、現代科学ではわからないですけれど。

五木　私はいつもおなじことを言っていますけれど、真に科学的な態度というのは、現時点で証明できないことを全部否定するのではなく、ただわからないと素直に認めることだと思う。

いま人間が科学で理解できていると思っていることは、宇宙天地自然現象の何百万分の一にすぎないのだ、自分たちは、まだよちよち歩きの赤ん坊の段階にも至っていないのだということを、謙虚に認識することだと考えているんです。おのれの真の実力を素直に認識すること、それこそが科学的態度だと。

望月　ええ。

五木　ところが、どういうわけかお医者さんにしても、ほかの科学者にしても、自分が学んだ科学というものが、すべてを解明解決できるかのような言いかたをするんですね。そういう謙虚さを忘れた人間の傲慢《ごうまん》さというものが、いま、この地球をおおっているような気がする。近代人の最大の欠陥は、証明されるものしか信じないということだと思いますね。

望月　科学的に証明する、論理的な積み重ねで結論を出すということは、脳でいえば、左脳を使っての行動ですよね。ところが、気というものは、右脳の働きなので、気や祈りのエネルギーを左脳で理解しようとしても無理がありますね。

五木　そう。最近盛んに、気を科学的に解明しようという実験がなされ、気を見える世界に引きもどそうという動きがありますが、私は、それは大したことではないと考えているんです。科学的に気が証明されたからといって、気の世界が偉くなったわけでもなんでもないんです。

むしろ、気とか信仰とか、見えない世界のバリューは、科学をこえていると考えないとおもしろくないと思うんですよ。

望月　ええ。

比叡山千日回峰行者の生命力

五木　さらに、気とか信仰の観点から、人間を考えると、これまでの現代科学や医学、栄養学の解釈では、説明できないことがいろいろ出てくることも事実です。

先日、比叡山《ひえいざん》の千日回峰行者《せんにちかいほうぎょうじゃ》の方と対談をしたんです。千日回峰行というのは、延暦寺《えんりゃくじ》の峰を、一日三十キロから八十キロまで、毎日午前二時に起きて、歩きまわり、たくさんある祠《ほこら》の前で祈りをささげてまわる「行《ぎょう》」なんです。

望月　それを千日間つづけるわけですか。

五木　ええ。雨の日も雪の日も、毎日つづけるんです。大変な荒行《あらぎょう》で、この行をする人はかならず短刀と縄を身につけて、もし途中で挫折《ざせつ》するようなことになったら、首を吊《つ》って死ぬという覚悟でスタートするのがしきたりだという。

とくに厳しいのは、七百日目あたりから行う「堂入り」という行事だそうです。これは堂のなかにこもって九日間、一滴の水も飲まない、一片の食べ物も食べない、一睡もしないで、ひたすら「行」をつづけるという荒行です。こんなことが人間にできるなんて考えられないですよね。

望月　現在の医学的常識からみると、たしかに不可能でしょうが、人間は自分が考えている以上に大きなエネルギーをもっているものだと思いますよ。

さっきお話ししたように、私も、若いころ、シナイ半島の砂漠を放浪していたことがありましたが、そのとき肉体の極限というものを、何度か経験しました。もうこれでだめか、もう意識が無くなる……と思いながらも、つぎの瞬間には、あれ、生きている、まだ息している……と自分でびっくりするような状態で。だから、千日回峰行者の肉体的限界というのが、リアルにわかりますね。

五木　そうですか。でも、千日回峰行者の生命力というものを、いまの現代医学や栄養学はどう解釈するのか。

　私がお会いした行者さんの一回の食事は、塩ゆでジャガイモ二つ、うどん一皿、豆腐半丁《はんちょう》、それだけを一日二回とるだけで千日行を終えられたそうです。その食事で一日三十キロ、多いときは八十キロの山道を、それこそ飛ぶように走るんですから。険《けわ》しい山道だから、時速五、六キロしか走れないとすると、十数時間は走っていなけりゃならないわけです。

　これは、いまの栄養学からいっても、インプットとアウトプットの理屈に合わない。とくに堂入りのときは九日間不眠不臥《ふが》・断食断水ですよ。

望月　水を断つことも食事を断つことも、ある程度は可能だと思いますが、眠らないというのは、これは究極の行ですね。

五木　よく拷問《ごうもん》にあるでしょう。二日間ぐらい眠らせないとか。こういうことが人間にできるとは思えない。しかし、成し遂げる人が現にいるわけだから、そのかたは、大阿闍梨《おおあじゃり》さんといわれて、信徒や町の人たちから、生き神さんのように尊敬されているそうです。

望月　そうですね。で、千日回峰行《せんにちかいほうぎょう》にはいる前と、終わったあとでは、体重も変わるんでしょうか？

五木　私が対談した大阿闍梨さんは、六十何キロあった体重が、三十九キロぐらいになったとかおっしゃっていましたね。その行は七年前に終わったので、いまは、体重ももどって六十三キロになられたそうです。

でも、まあ血色はいいわ、肌はつやつやしているわで、お元気そのものなんですね。これはいったい何だろう。人間の可能性というのは相当無限に近いものがあって、大部分がまだ開発されていないんじゃないかと。

望月　そうですね。人間の一個の細胞のなかには、正確にいうと、約三十億塩基対のＤＮＡがあって、現在、使われている遺伝子は、その数パーセントくらいで、あとの残りは、ほとんど眠っているらしいんです。それが目覚めれば、いろいろな可能性があるんでしょうけど。

それが、なにかの拍子で、スイッチがオンになることがある。一つのケースでたとえれば、肉体を極限状態にもっていったときとか。

五木　そうなんでしょうね。私は阿闍梨さんに訊《き》いたんですよ。「千日回峰行を成し遂げる原動力とは、なんですか?」と。すると、それは、やっぱり祈りだと。「行《ぎょう》」だからできるんで、スポーツじゃできないだろうと言っておられましたね。

自分は仏に仕えて、ここで命を失っても惜しくない大事なことを、いましているんだという、ひとつのミッション、使命とでもいうべきものを背負っている。そういうことがなければ、決してできないでしょうという話になりました。ほんとうに命がけです。堂入りの前には生前葬式を一応する。そこで倒れてしまったら、もう葬式は済んだものと考えるわけなんです。

望月　行《ぎょう》を成し遂げる人は、何人くらいいるんでしょうか。

五木　すべての行程《ぎょうてい》を終えることを満行《まんぎょう》というんだそうです。二〇〇三の九月、九年ぶりに、藤波源信《ふじなみげんしん》さんという方が満行されて、戦後十二人目だそうです。平安時代に相応和尚《そうおうかしょう》という方がはじめられて、千年の歴史があるんだけれども、満行した人は、わずかに何十人くらいのものらしい。

　満行した人には、大阿闍梨《おおあじゃり》さんという尊称を贈られるんだけれども、それは、大いなるものに、自分の命をゆだね切った信仰心に対して与えられるんじゃないかと思いましたね。仏に命じられたまま、ただひたすら信じて仏道を修行してきた無私の気持ちというんでしょうか。

望月　そうですね。

行は一心の祈りに支えられている

五木　千日回峰行《せんにちかいほうぎょう》で、もうひとつ感じることは、行者さんを陰で支える信者の人たちの熱い祈りというか思念なんですね。とくに、「堂入り」の満行のときは、明王堂《みょうおうどう》のまわりに、数百人が集まって、不動真言《ふどうしんごん》を唱えながら、行者さんを迎える。真夜中、白装束《しろしょうぞく》に身をつつみ、肉体の極限の疲労と衰弱で、一人では歩けない行者さんを後ろから支えるように、皆が不動真言「ノウマク・サーマンダバ……」を一心に唱えるんですね。

涙の交じった祈りの言葉が、比叡山《ひえいざん》の深い闇にこだまして、それはこの世のものとは思えないほど、荘厳《そうごん》かつ幽玄《ゆうげん》な情景なんだそうです。私は思うんですが、一人の行者が千日回峰行を成し遂げるのには、何百何千という素朴な信徒たちの一心の祈り、思念があればこそではないか、と。「気」を送っているといってもいいかもしれません。

望月　そうですね。千日回峰行者といっしょにするのは、僭越《せんえつ》なんですが、私もそう感じることがあります。いつも、大勢の人たちが支えてくれているからこそ、気功治療ができるんだと感謝しています。みんなの「気」というものが、集まってきて、動かされているという感じを受けているんです。

五木　そういえば、私自身も、日常で、気を送るという経験をしているんですよ。私はタクシーに昭和二十八年ぐらいから乗っています。たしか大学二年くらいから。そのころは、日野自動車のルノーなんかがタクシーに使われていて、初乗り五十円ぐらいだったと思います。

望月　へーえ。

五木　その後、タクシー業界の業界紙に勤めたりして、タクシーとはほんとうに長い付き合いなんです。

一度、青山から乗って、こう行ってこう抜けてくれと細かく指示を出したら、運転手さんが気分を害してね。「お客さん、私は三十五年タクシーやってるんですよ」と言うから、「ぼくは五十年タクシーの客をやってる」と。(笑)そうしたら、その運転手さん、黙っちゃった。

望月　そうですか。(笑)

五木　で、五十年乗ってて、一回も事故にあったことがない。それは後ろに乗りながら、自分が運転している気になっているからなんです。トラックに近づきすぎると、まずい、こんなに近づいちゃだめだと、声に出さずに、心のなかでドライバーに声をかけているんですね。
常に自分が運転しているつもりで、はい、ここでブレーキを踏む、ここで加速する、車線変更のときは、後ろから来ていないかバックミラーを自分でのぞくぐらいの気迫で乗っていますから。

望月 なるほど、運転手によいイメージを送っているんですね。そうすると思いのままに動くでしょう。

五木 そうです。タクシーの事故ってすごく多いんだけれど、五十年このかた、一度も、小さい事故もふくめて、あったことがない。そのかわり、自分が運転しているときより、はるかに疲れる。（笑）

望月 あ、それはいいイメージの気を送るということでも、相手をコントロールしようというわけですから、通常の二倍、疲れるんだと思いますよ。
相手をコントロールしようとしないで、ただよい想念を自分の頭というか、心のなかで描くだけで大丈夫《だいじょうぶ》だと思いますよ。そうすれば、まったく疲れません。

五木 それは、どういうことですか。実際に自分がブレーキをかけたり、バックミラーをのぞくイメージをしないんですか。

望月　はい、ただひたすら、「私はベテランで安全運転の運転手さんに、身をまかせ、無事、早く目的地に着くことができました」と心のなかで念じるのです。そして、スムーズに予定より早く目的地に着いて、「運転手さんありがとう。うまい運転のおかげで、早く着いたよ」といって、お金を払っているところをイメージしちゃうんです。そうすれば、ふしぎとうまくいきます。
五木　ほう。自分が運転するイメージより楽そうだな。やってみよう。
望月　ええ。私はこの方式で、運転免許をとることができました。
五木　えっ？

不可能を可能にしたイメージの力

望月　何年も前ですが、ロンドンで、運転免許をとるとき、試験の一週間前から、毎日、横になって、リラックスして、試験に合格して、無事免許を手にしたところをイメージしたんですね。それも、かなり詳しく、ディテールまで細かく。
五木　試験から、合格までのプロセスをこと細かに頭のなかに描くわけですか。
望月　そうです。まず試験官が採点表を手に助手席に座るところからはじまり、結果発表で、その人が「ユー・パスト」（合格です）といって、合格証明書を出してくれるまでです。「これはカーボン紙になっているので、強く書きなさい」といわれて、ボールペンを渡され、サインを力強くして、書類を返すと試験官がニッコリ笑って、握手を求めてくる。

そういう細かいところまで、色とか風合いもふくめてリアルに。その光景を何度もなんども脳裏に焼きつけるように、イメージしました。

五木　それで、すべてそのとおりになったんですか？

望月　ところが、本番の日、一つだけ、予想外のことがあったんです。視力検査があるんですね。それを、すっかり忘れていたんです。

前の人のするのを見ていると、外で二十ヤード（約十八メートル）ほど離れている車のナンバーを言わされているんですね。私はもともと近視のうえ、ここ十年間、度が進んだにもかかわらず、眼鏡をとりかえていなかったんです。で、窓ごしに見たところ、車のナンバーがまったく見えないんです。

五木　そうすると、失格なわけだ。

望月　はい。あ、これはだめだと、一瞬絶望しかけたんですけれど、いや、毎日、あんなにリアルにイメージをしていたから、かならずどうにかなるはずだと気を取りなおして、いま起こった不安をきっぱりと打ち消したんですね。

五木 不安を打ち消すって、どうやって。

望月 心のなかで、自分に「NO」と言い、大丈夫、すべてがうまくいくと念じるんです。

五木 それで、どうなったんですか。

望月 いよいよ、私の名前が呼ばれました。

そのとき、突然、空が真っ黒になって、大粒の雨が地面を叩《たた》きつけるように、降り出したんです。ロンドンでは、一日のうちに、何回となく空模様が変わるんですけれど、このときは、まるで日本の夕立みたいにいきなりザーッときたんです。

そうしたら、試験官は、雨にぬれるのを嫌って、玄関のひさしの下に立って、二、三メートル先に止めてあった車を指して、「ナンバーを言え」っていうんです。そのくらいの距離なら、問題ありません。ちょっと不公平な気もしましたが、すらすら答えて、無事合格です。

五木 天が味方したって感じですね。ほんとうですか。ぼくはそういう話はどうも信じられないんだな。(笑)

望月 ええ。(笑) それ以来、いろいろ経験しましたけれど、祈りとか願いをした場合、プロセスについても、大いなる宇宙の意志にまかせて、自分はただ成就した場合をイメージするというやり方のほうがいいみたいです。そして、それが実現したことを前提に、お礼をいってしまうんです。

五木　なるほど。私の場合、さっきおっしゃったように、タクシーに乗ったら、無事に目的地に着いたことをまずイメージして、あとは、ゆっくり寝ていればいいんですね。そのほうがたしかに疲れない……。

だけど、「祈るときは、それがかなえられたと思って、現在完了形でしなさい」というけれど、なかなかむずかしいですね。

望月　そうですね。それと、もうひとつ、祈りとかイメージをする場合、大切なことは、強く、リアルに、細部に至るまで丁寧《ていねい》に描写することです。それを毎日、そして一日のうち何度となく、自分の確信になるまで行うんですね。と同時に、結果を手離すんです。

五木　結果に執着しない。これもなかなかむずかしい。

望月　千日回峰行者《せんにちかいほうぎようじや》は神様とか仏様を信じて、そのために荒行《あらぎよう》をして、たとえ、途中で生命を落としても本望だと考えているわけですよね。そこにこそ、神仏の加護があるんだと、そういう信仰ですよね。

五木　そういうことですね。大いなるものの意志にゆだねるということは。

望月　よくイメージができ、確信がもてるくらい、リアルになってきて、それでも、結果が自分の希望とちがっていた場合、ふしぎにあきらめがつくんです。そして、ああ、こうならない方がきっといいんだろうと考えることができるんです。

すべての存在をつなぐ気の力

五木　そのことは、よくわかりますよ。「あきらめる」ということについて、私はこう考えているんです。じつは、放棄するということではなく、「明らかに究める」ことだと解釈するわけですね。

といいうことは、人はあきらめきれない、煩悩《ぼんのう》を断つことなんか実際には不可能であるということを、はっきり確認することが大切なんです。そのうえで、あきらめるのであって、それには、勇気が必要なんです。勇気がなければあきらめきれない、あきらめきれないと、怨念《おんねん》が残る。だから、私は「あきらめる」ということは一つの大事な思想だととらえて、「あきらめの哲学」ということを考えているんですけれど。（笑）

じつをいうと、私は、いま、望月さんがおっしゃったような、強く望めば、強く思い描けばかならず実現するといったプラス思考を信じていないんです。世の中、望んだって実現しないことが九十九パーセントなんじゃないかと。
しかし、また一方で、強く祈念《きねん》することによって実現するものがあるということも事実なんだと認めてはいます。人間には、千日回峰行者のように、肉体の限界をこえたところに存在しつづける人もいるわけだし、実際には、無限の可能性があると考えられるのです。それをイメージすることによって、祈りによって、広げていくことは、考えてみれば当たり前のことといえるのかもしれません。
また、気や祈りは、自分だけではなく、ほかの人へも強い影響力を与え、健康や人生までも左右することがあるんですね。
望月　ええ。それと、私は思うんですけれど人間同士だけでなく、動物と人、人と植物などいろいろなところにも、気の交流は広がっていくんではないかと。
五木　おなじことを、フラメンコ舞踏の長嶺《ながみね》ヤス子さんが言っていましたね。私はそれこそ長嶺さんとは四十年ぐらいの付き合いなんだけれど、彼女は、現在百五十匹の猫を飼っています。
望月　百五十匹ですか？

五木　ええ。むかし、車で猫を轢《ひ》いたことがあって、その贖罪《しょくざい》の気持ちから捨て猫を見ると、全部連れてきちゃうんだそうです。
望月　百五十匹だと、エサ代もばかになりませんね。
五木　そうなんですよ。それに、犬が二十匹いる。彼らを養うために彼女は踊っているんだというんです。もうかなり長いあいだ踊っているんだけれども、若いときにくらべていまのほうが、うんとエネルギッシュに踊れるんだそうです。
　それはなぜかというと、後ろから、百何十匹の猫と犬の気が自分の背中を押して、「しっかり踊って、ぼくたちのエサ代を稼いでちょうだい」と言っているからなんだと。（笑）
望月　ペットに励まされるって、ほんとうにありますよ。定期的に治療に来ている日本人の女性なんですが、ある日、とっても元気がないので、「なにか心配事がありますか」と訊《き》いたら、家の前で、飼っている猫が交通事故にあって、あばら骨を折っちゃって、まったく動けないというんです。それで、つぎに来るとき連れていらっしゃいと。
五木　その猫にも、「気」を入れたんですか。
望月　はい。立派なペルシャ猫なんですが、手術のとき、毛を剃《そ》ってしまったので、皮膚が赤く見えるんです。で、十分くらいそこに気を入れたんです。手を近づけるとその皮膚がぴくぴく動くんですね。

五木　ほう。

望月　終わって、飼い主を治療している最中、猫がごろごろというんです。飼い主が、あっ、これは機嫌がいいときだというんですね。事故にあって以来はじめてのことだと。そして、籠《かご》のなかで立って動いているんですね。

猫が元気になったら、その人もすっかり健康になりました。（笑）

第四章

気と治療

この辺《あた》りで「気」というものの原理についてうかがってみることにした。私も私なりに生命のありかたを考えている。しかし、実際に治療の現場に立っている望月さんは、思想イコール現実、というふうにはいかないはずだ。

「気功」には一体、なにができ、なにができないのか。動物に「気」が作用するとしたら、植物や鉱物にはどうなのか。あたらしい疑問がつぎからつぎへと頭をもたげてくる。

私としてはできるだけニュートラルな偏《かたよ》らない立場から望月さんに質問をぶつけるつもりでいた。激しい議論になれば、それも意味のあることだろうと、挑戦的な姿勢で話を進めていったのである。しかし、望月さんと私のあいだに、微妙な同調《シンクロ》の波動が働いて、話は自然になごやかに進んでいく。これも一つの「気」の効用なのだろうか。

私はなにごとにつけ、これさえやれば大丈夫、というような考え方が苦手である。あれも、これも、というふうに雑多な選択のなかで生きてきたからだ。すべての病気に「気」が有効である、などと言われたら、たちまち「気」に対する信頼感を失ってしまっただろう。

しかし、望月さんはそうではなかった。さらに「気」をつよく感じることも、ほとんど感じないことも、あまり関係ないのだという。意表をつかれるような答えを、何のてらいもなく返してくる望月さんに、いささかお手あげの感があった。

生きとし生けるものすべてに流れる気

五木　「気」は、人間や動物に存在する、植物にも存在するということですね。では、一歩すすめて昆虫や鉱物はどうなのだろうかと考えるときがあります。

そういうとき、ふと思い浮かべる言葉が「草木国土悉皆成仏《そうもくこくどしつかいじょうぶつ》」という一節なんです。日本人の心に生きている仏教のひとつの思想なんですね。草や木も、国土もみんな仏性を宿し、ことごとく成仏する……という考えなんですが、つまり、すべてのものに生命があり、気が流れていると考えてきた。

望月　インドでも、『ウパニシャッド』のなかだったと思うのですが、おなじようなことが書いてありました。

意識、心は、鉱物のなかでは眠っている、草木のなかでは目覚めている、動物のなかでは活動している、人間のなかでは、思惟《しい》している、考えていると。おそらく、古代インドの人たちの考え方が、仏教思想のなかにうけ継がれていったのではないでしょうか。

五木　そうかもしれませんね。草木や土と人間の体とは、根本的な構成要素は、ほとんどおなじだという。炭素や水素、酸素、窒素の元素に分解できる。だから、人間の生命とおなじものが、草木国土にも流れているわけです。よく、人間の生命を大切に、という思想がありますが、それは第一段階だと思うんです。つぎにくるのが、人間の生命だけでなく、生きとし生けるものの生命を尊重するという考えで、いま、エコロジストたちが盛んに言っていることです。

望月　そうですね。

五木　でも、そのうえに、もうひとつ発展させた考え方があると思うんです。第三段階では、石や川、水や風など、ふつうは生命があると考えられないようなものも、じつは生きているのだと考え、すべてのものに、気や生命があると考える思想。

「草木国土悉皆成仏」というのは、じつに新しい生命観なんですね。動物・植物だけでなく、鉱物にもいのちがある。コップにも、このお皿にも……。そう考えることで、環境問題への深い認識も生まれてくるのではないか。

望月　ええ。宝石とか水晶とか、ふつうはきれいに光っていますね。敏感な人はわかるんですね。治療中に「先生、水晶が死んじゃったんです。気を入れてください」っていうんですね。見ると曇っているんです。で、気を入れると、水晶が澄んでくるんです。

五木　ほう、それはおもしろいな。むかしの浄土真宗《じょうどしんしゅう》の誠実な門徒たちは、夏、蚊《か》を叩《たた》いて殺さないんです。「蚊遣《かやり》」といって、蚊取り線香のように、煙をたいて、蚊を追い払うんです。それは、蚊にも生命があり、生きる権利があるから。人間にとって困るのは、刺されることですから、煙をたいて、遠くに追い払えばいいことです。

真宗《しんしゅう》の力が強い加賀平野では、むかし「虫送り」という行事があった。収穫期に生まれる害虫を、火をたき、太鼓《たいこ》を叩《たた》き、どんちゃんどんちゃんやって、隣の村に追っ払うんです。隣の村は、それを待ち構えていて、またおなじように、さらに隣に送る。そんなふうに、順ぐりにリレーゲームのようにして、追い払いながら、日本海に送りこむ。(笑) 殺虫じゃないんですよ。

望月 そこがキリスト教思想の欧米の人たちとは、根本的にちがいますね。ロンドンで、クリスチャンになった日本人の奥さんが、かわいがっていたペットが死んで悩んでいましてね。牧師さんから、犬は天国に行けないといわれたんだそうです。犬はキリスト教の洗礼を受けていないから、だめなんだそうです。(笑) 犬の生命と人間の生命とは根本的にちがうという考え方ですね。

五木 日本というより、東洋思想には、あらゆるものに神が宿るというアニミズムの考え方があり、そこが欧米とのギャップになっているんじゃないのかな。たとえば、山にはいる猟師や林業の人たちは、大きな杉の木に注連縄《しめなわ》を張って、お神酒《みき》を供えてから、山にはいる。かつては山に生命があると考えられていたんです。

望月　日本の修験道《しゆげんどう》は、山そのものを信仰の対象にしていますよね。

五木　ええ。むかし、富士登山だって、スポーツではなく、「行《ぎよう》」でした。聖なる杖を右手に持って、「六根清浄《ろつこんしようじよう》」と唱えながら、頂を目指す。ひと呼吸ひと呼吸山の霊気を吸収して、自分が聖なる力を得るために、修行として山に登ったわけなんです。富士山だけでなく、黒部《くろべ》や立山連峰《たてやまれんぽう》なども最初に登った人は修験道の宗教家です。それにくらべて、ヨーロッパの人たちにとって、登山は一種のスポーツですよね。

望月　そうですね。ヨーロッパ人は長いあいだ、山は神様の住むところではなくて、魔女や悪魔がいるところと考えていたみたいなんです。

五木　『山の霊力』（講談社選書メチエ）のなかで、町田宗鳳《まちだそうほう》さんは、「ヨーロッパ人は山を悪魔の巣窟《そうくつ》のように考えていた」と書いていますね。だから、彼らにとって登山をするということは、人間の能力で自然を征服するという意味もあったのでしょう。がんばって、悪の巣窟である山を征服し、頂上に国旗を立てるわけなんですね。

こういうことで、エベレスト征服とかヒマラヤ征服などがはじまったわけですけれど、この征服する、組み伏せるという思想が、植民地帝国主義と根底的につながっていると、私は思うんです。その点が日本やアジアの国々とは異《こと》なるんじゃないか。

望月　ええ、チベットとか中国でも霊山という考えがあります。

「いやしろち」と「きがれち」

五木　チベット仏教徒は、チョモランマのカイラス山のまわりを五体投地しながら、二年も三年もかけて巡礼しているでしょう。

それとおなじように、日本では、千年以上たった寺も、だいたい強い気を発しているような感じがする。最初に話したように、そこに立っただけで、体に感じるものがあるような。誰が考えたかわからないけど、それはやはり古代からの聖地に建てられているからだと思います。

望月　神社もそうですよね。奈良・春日大社《かすがたいしゃ》の宮司《ぐうじ》の葉室頼昭《はむろよりあき》さんは、『神道〈いのち〉を伝える』（春秋社）のなかでこう言っています。神社は利便性を考えて建てられたわけではない。神様がおられる聖地に建立された。当時の日本人はテレパシーでどこが聖地か知っていた、と。

五木　神社仏閣には、いわゆる伝説というものがありますね。法隆寺《ほうりゅうじ》に行ったとき聞いた話ですが、法隆寺はＪＲの法隆寺駅と王子駅とにまたがってあるんです。以前、そのあたり一帯が洪水で水びたしになったとき、法隆寺のある場所だけが乾いていて、一滴の水も出なかったというんです。そこが、とくべつ高台になっているというわけではないんですけど。

望月　ええ。

五木　そういう伝説は、法隆寺にかぎらず、いろいろなお寺であるんですね。北陸の横蔵《よこくら》寺《じ》では、伝教大師《でんぎょうだいし》、最澄《さいちょう》が薬師《やくし》如来《にょらい》を背負っていったら、ごろんと落ちて動かなかった。ここに寺を建てろと言われているのだというので建立したという話を聞きました。ということは、寺院は、天と地のあいだに何かたち昇っているものがある場所を選んで建てられているんですね。

望月　天からの気と、地からの気の両方がミックスされているところというか。

五木　室生寺《むろうじ》に行って感じるのは、地のエネルギーです。あそこはむかし、火山帯だった。休火山帯で岩肌が露出していて、いまでも、下から地底のマグマがふつふつと噴き上がってくるような印象を受けるんですよ。

望月　そうですね。日本の言葉で「いやしろち」というのがあるんですね。そこは気が出ていて、そこに育つ植物も元気で、いるだけでいい気持ちになる場所なんですね。家を建ててると、住む人は病気もせず元気でいられる。そこにお店ができると、人が集まって商売もうまくいくと。

五木　ええ。

望月　反対に「けがれち」とか「きがれち」といって、気が涸《か》れるという土地もあるんです。そこは植物もあまり育たない。家を建てればその家の人が病気ばかりしてしまう。商売してもあまり人が寄ってこない。むかしの人は、土地によって、なにかを感じたんですね。

五木　だから、私は風水というものをあながち迷信とは思わない。何かそういうものがあるのだろうと考えます。植物も気を発しているのなら、観葉植物はここに置かないほうがいいよ、とか、枯《か》れた花はすぐに片づけた方がいいとかいうのもあり得るのではないかと思いますね。

望月　ええ。アジサイは気が強すぎるから、庭のなかには植えないとか、むかしの人は言っていましたね。人家ではなく、お寺やお墓などに植えるとか。

五木　そうですね。そういうことを、いままでは、非科学的という言いかたで切り捨ててきたけれど、それはまちがっていると考えるんです。科学的でないということは、むしろ自然のもっている偉大な力を自覚するということで、悪いことでもなんでもないと思っています。

「いやしろ」というのは、言葉の連想ゲームでいえば、人を癒すというふうに考えますよね。そういう意味では、神社仏閣は、観光気分でもなんでもいいからどんどん行ったほうがいい。かならず、天と地とのあいだを流れている非常に強い気の洗礼を受けるにちがいないからです。

望月　イギリスでも、そういうことを感じる人がいましてね。一九二一年、地方文化人のワトキンス氏は、農作地帯を旅している途中、一瞬、一直線上にならぶ古代の遺跡を幻視したといいます。で、地図を広げて調べてみると、彼の幻視したとおり、一本の線上に、いろいろな古代遺跡がみんなあったんだそうです。巨石サークルで知られるストーンヘンジとか、エイブベリーとか。その線は、地名のスペルがレイで終わっている場所が多いところから、レイラインと名づけられました。

大むかしの人は、なんらかの方法で、その場所が「いやしろち」だということを知っていて、神殿とか住居とかを構えたんじゃないかと思うんですね。

五木 なるほど。

望月 中国では、「龍脈《りゅうみゃく》」というのがあるそうです。大地にはツボがあって、そのツボを結んでいくところにやっぱり遺跡とかお寺とか神社があるんですね。

日本も、おそらく古い遺跡や寺院、神社を結ぶ線があるんじゃないかと思います。むかしの人は、なんらかの方法で、その土地がいいとか悪いとか察知して、そこに魂のよりどころをつくったんだと思うんですね。

五木 きれいな水が湧くとか、展望がいいとか、いろいろなことがあるだろうけれど、たんに物理的な条件だけではない、なにか神秘的なものを感じるんだな。

望月 そうですね。

東洋医学は生きた人間を観察してきた

五木 いま、大地にツボがあるとおっしゃったけれど、それは、東洋医学の基本の考えのように思うんですよ。東洋医学では、経絡《けいらく》というのがありますね。神社仏閣など聖地を結ぶラインがいわゆる日本列島の経絡で、寺や社のある聖地がツボにあたるんじゃないかと。

経絡と経穴《けいけつ》といえば、東洋医学、とくに中国の中医学では、中心をなす考えで、どんな気の解説書にも出てきます。でも実際は、いま一つつかみどころがない。変な話ですが、私は肩を指で押されるとかならず胃が鳴るんです。こういう現象が自分の体で実際に起きることで、経絡の存在はわかるんだ。ああ、何かあるんだなと。

望月 それはおそらく東洋医学と西洋医学の根本的な出発点の違いだと思うんですね。東洋医学は生きた人間を観察してきたんですね。

五木 むこうは解剖学から出発しているんです。死体を切ることから。

望月 ええ。中国もインドも、大むかし、かなり解剖したらしいんです。だけど、死んだ人間をいくら解剖してみても、気とかなんとか発見できないし、何もわからないので、廃《すた》れていったんだそうです。

五木 死んだ人間の内部を調べあげても、生命の神秘はわからないでしょう。

望月 そうすると、さっきおっしゃった肩を押すと胃が鳴るとか、手の親指と人差し指の付け根の「合谷《ごうこく》」というツボを押すと、歯の痛いのがおさまるといったことが、わかってきたんです。そうして、いくつかの気の流れ、経脈《けいみゃく》というものを発見して、一つの体系をつくり上げていったんですね。

だから、東洋医学、とくに中国の医学にとっては、経絡《けいらく》、経穴《けいけつ》、経脈《けいみゃく》は、基本中の基本なんですね。

五木　私も最近いろいろと本を読んでわかったんですが、いわゆる漢方と、中医学といわれる中国医学とはちがうんですね。また中医学は、東洋医学ともイコールではないんです。中医学は文化大革命のとき、一時的に圧迫されたことがあったらしいのだけれども、その後の研究は非常に進んできたらしい。

中医学は歴史的にみて、伝統的な古いものがどんどん生きた形で進歩していっているんですね。ですから、現代の中医学は、五百年前、千年前の医学とは、ずいぶんちがった、新しい豊かなものになっているようだ。

望月　日本でいう漢方は、現在の中医学の漢方ではないようですね。

五木　そうです。日本は鎖国をしていたから、明《みん》、清《しん》以後の中国の漢方の新しい知識というものが断絶してしまって、それ以前の古典的な理論に日本人の思想が加わってうけ継がれてきたんでしょう。ですから、正しくは日本漢方というべきではないかと思うんです。

漢方の古典的な草木学《そうもくがく》や医の学問に、日本人の伝統的な知恵をとり入れて、完成させてきたのが、日本漢方だと。

望月　和漢薬というのもありますけれど、どのようなものですか。

五木　たとえば、日本仏教という言葉があります。これはもう明らかにインドの仏教とも中国の仏教ともちがう、日本独自の新しい仏教なんです。それとおなじですね。いま、漢方や中医学というとき、日本人がなじんでいるものとは、まったく違うものを指しているのだという認識をもたなければいけないと考えているんです。

望月　ええ。

五木　現代の中医学は、非常に大きな豊かなものになってきて、鍼《はり》による麻酔についで、気による麻酔が実用段階に達しているとか聞きましたが。

望月　そういわれていますね。

先天の気と後天の気

五木　鍼による麻酔はありうるだろうと考えていたのだけれど、気による麻酔まであるのには、びっくりしました。気による麻酔というのは、人間の体質、一人ひとりの人間は全部ちがうのだという考えに立脚しているのだと思うんですよ。

望月　そうですね。気功治療というのも、基本的には、個人の心と身体の状態に働きかけるものだと思います。

五木　人間の体は、普遍的な構造をもっているけれども、それと同時に、「天上天下唯我独尊《てんじょうてんがゆいがどくそん》」という思想もあります。この広い宇宙のなかに、たった一人の人間、「我《われ》」であるからこそ、命は尊いのだと。

そういう読みかたを、私はとっているのです。我は一人であるがゆえに尊しと。そうすると、Aという人とBという人に有効であった薬が、Cという人に効くとはかぎらない。やはり個別な対応が必要になってくるわけですね。

望月　気功治療の場合、相手のもっている気もちがえば、受けとりかた、感じかたもちがう。反応はさまざまなので、たとえば、頭に十分、お腹に十五分、といったマニュアルはつくれないんです。その人の必要としている箇所に、こちらの手が自然にいってしまうんです。

五木　なるほど、それは非常によくわかります。経絡《けいらく》に敏感な人、あるいは気に敏感な人、経絡のツボの刺激に対して反応の多い人、それはやっぱりそれぞれちがうんでしょう。

望月　そうですね。もともと気の通りのいい人、反応の鈍い人といいますが。

五木　それは通りがいいのは良くて、悪いのは悪いんですか？

望月　いや、それはその人の体質なので。それぞれ体質はみんなちがいますから、この体質だから良いとか、この体質だから悪いとかいえないですよね。（笑）

五木　気質というか性格ですね。それはそれで、べつに劣っているとか悪いとかというふうに考えないわけだ。

望月　ええ。

五木　なるほど。で、気の通りのいい、悪いは、どこから出てくるんですか。

望月　おそらく、おぎゃあと生まれたときから、その人が先天的にもっているものだと思いますね。

五木　「先天《せんてん》の気」というものですね。それに対して、後天的なものもありますよね。「後《こう》天《てん》の気」という。

望月　はい。

五木　『気で観る人体』（講談社現代新書）のなかで、池上正治《いけがみまさはる》さんが中医学における先天の気と後天の気について、こんなことを書いておられました。「先天の気」というのは、元気、または、原気と書くもので、原初の生命エネルギーが父母の肉体をとおして、その人にはいった遺伝的なものなんだそうです。この「先天の気」は、誕生のときに、腎臓に貯《たくわ》えられてあるもので、減ることはあっても、増えることはないんだそうです。

これに対して、「後天《こうてん》の気」は、毎日生きていくなかで食べ物や飲み物から得るもので、生命維持に欠かせないもの。「水穀《すいこく》の気」と呼ぶこともあるといいます。これは、日常生活のなかで、減ったら、補うこともできるんだそうです。

望月　私は経験的にこう考えます。先天の気は変わらないけれど、後天的なものは、治療や自己管理で変えることができる、と。それは川で考えてみると、川幅は変わらないけれど、なかに流れている水をきれいにすることができるのとおなじなんです。

五木　水は方円の器にしたがうわけだから、円いケースに入れておけば円くなるし、なかに流れている水自体を浄化することも可能なんだ、と。

望月　ええ。

気にはキャラクターがある

五木　おっしゃっていることは、遺伝子の問題とも結びつくようです。遺伝子の研究が進み、最近では、生命保険会社が、糖尿病の遺伝子をひき継いでいる人は、何歳で糖尿病になるから、保険料を高くするか、拒否するかといった話まで出てきています。

しかし、後天的な生活環境が遺伝子に作用することは明らかにありますね。たとえば遺伝子のなかにはジャンクといわれる雑多なものが無数にあって、かつての、われわれの科学はその役割を充分には解明していなかったのです。それらが、生活環境などの影響を受けて、変異することも充分考えられます。

遺伝子が先天の気に関係するとしたら、それは後天の気の影響で大きく変化するのではないかと、私は考えるのです。

望月　そうですね。気によって、川の形をすぐに変えることはできないけれど、汚れた川を澄んだ川にするとか、澱《よど》んでいる川の流れをよくするとか、そういうことはできるんですね。

五木　なるほど。私はずっとむかしに、パーティで、三島由紀夫《みしまゆきお》さんと会ったことがありました。三島さんは半袖のポロシャツをめくって、腕に力こぶをつくって、「五木くん、見ろよ。どうだい。触ってみろよ」と言うんです。二の腕は、かちかちで、すごい筋肉だった。

「いや、三島さんすごいですね」と感心したら、三島さん、嬉しそうに、「すごいだろう。鍛《きた》えればここまでなるんだよ」とおっしゃいました。私は背が低いほうで、多くの場合、相手を見上げるような格好で話をするんですけれど、そのときは、私が三島さんを見下ろしていたんですね。

望月　三島由紀夫さんは小柄《こがら》だったんですか？

五木　ええ。そのとき、私がなにを感じていたかというと、「そうか、筋肉は増強できるけれど、背は鍛《きた》えても高くならないんだ」と。（笑）つまり、人間にはできることとできないことが、厳然とあるのだということを悟ったんです。

望月　そうですか。（笑）自分のもっている気がありますね。特有の気のキャラクターというものが。ある人は、気が重いとか、湿っているとか、またある人は、ふわっと柔らかく、ある人は鋭い。そして、他人の気に、すぐ反応する人もいれば、鈍感な人もいるわけです。

いろいろありますが、その気を自分らしく発揮して生きていくようにすればいいんじゃないかと思うんです。決してこうでなければいけないという、一つのものだけではなくて、いろいろあっていいんだと考えています。

五木　たとえば、「強気《つよき》」という言葉があるでしょう。私はこれまで、自分の歩いてきた環境のなかで、強気でなければ生きていけなかったから、強引ともいえるくらい夢中で歩いてきたけれど、一方では、弱気な人というのも存在するわけです。ふわっとして、頼りなげなんだけれど、和気があり、なんとなく和《なご》やかな雰囲気《ふんいき》をつくる人とか。また邪気というものもある。悪気とか狂気とかも。

望月　ええ。

五木　そういう「気」というものの本質とか、風合いは変えることができるんですか？

望月　ほんらい自分がもっている本質的な「気」は変えることができないと思うんですよ。

五木　できない、本質的に。

望月　ええ。自分の気のいいところをよくわかって、それを自分らしくあらわしていくようにしていったら、人生、生きていくうえで、もっと楽にできると思うんですよ。

五木　なるほど、自分の気のキャラクターを理解し、それを変えようとせずに、よい点を伸ばせばいいいんですね。

望月　ええ。そのほうが、気の滞《とどこお》りがなくなりスムーズに流れていくんではないでしょうか。

五木　なるほど。「先天《せんてん》の気」は変わらないから、「後天《こうてん》の気」でうまく循環させていくことが大切なんですね。

第五章

気の思想

ここではかなりリラックスした話題になった。まず日本人の歩きかたについての対話から、肉食と草食の問題、そして最近の日本人の変化がはたして好ましいものであるかどうかの意見も出た。私にとっておもしろかったのは、実際に「気功」の治療を受けたときの欧米人の反応である。どうしても信じられずにビデオで撮影したいと申し入れる学者、そして治療中の望月さんの手をパッとつかんで確かめようとする患者。

また陸上選手の走りかたについての話題も出た。最近、注目されているナンバ走りに関しても、私は私の意見があり、日本人とひと口にいっても農民と武士では歩きかたがちがうのが当然だろうと考えている。歩き方のなかに民族の歴史があるというのは、やはり新しい視点だろう。

私は歩くことに関して、かなり長いあいだ考え続けてきた。『風の王国』という小説は、そこから生まれた作品である。敗戦後、三十八度線を徒歩で越えて脱走してきた体験から、人間にとって歩くということがどれほど重要なことかを骨身にしみて感じているのだ。

人間も自然の一部である。大地を踏んで立つとき、また重力を感じつつ歩くとき、私たちはその自然のなかの一部であることを実感する。

このような感覚を失いつつある現代人の生活からは、やはり、大事なものが失われていくと考えないわけにはいかない。話があちこちにとぶのも、また自由で楽しい時間だった。

東洋人と西洋人の精神と肉体の違い

五木　「気」や「経絡《けいらく》」という考え方は、東洋医学の中核をなすものだということはよくわかりました。これまで私は何度も言ってきていますが、東洋の医学とか東洋の思想というものは、東洋人に合うようにできているんじゃないかと。また西洋の医学は西洋人に合うようにできていると。

望月さんは、ロンドンで欧米人の真ん中で暮らしていらっしゃるから、そういうことを感じられることはありませんか。

望月　よくありますね。

五木　こう考えるきっかけになったのは、鯖田《さばた》豊之《とよゆき》さんの『肉食の思想』（中公新書）という本を読んでからです。ヨーロッパの人たちは、最近の健康ブームで、ベジタリアンが増えてきているとはいっても、肉の消費量は、日本人にくらべておそろしく多いわけでしょう。鯖田さんは、欧米人のような肉食動物と、日本人のような草食動物では精神と肉体のありかたが違うと書いておられるんですけれど、それはお感じになります？

望月　ええ。

五木　たとえば、油絵というものを学ぶために明治以来、大勢の絵描きさんたちが、夢を抱いてフランスに留学したわけですね。そこで近代美術を勉強し、西欧の文化を肌で感じながら生活をしたら、かならず、素晴らしい油絵が描けるようになると信じて、意気揚々《ようよう》と行くんです。だけど、思うように描けない。日本人の描く油絵はなぜか水っぽいと、感じてしまうんですね。

望月　はあ。

五木　そのうち、まず油絵を描くためには、心身ともにしっかりしたボリュームがなければならない。全身にみなぎるほどのエネルギーがなくては油絵は描けないんだと思う人が出てくる。日本画は、線の一本いっぽんを細やかに、繊細《せんさい》に描かなければならないけれど、油絵はちがう。荒々しい造形感覚やエネルギーがなければだめなのだ。油絵を描くためには、血のしたたるビフテキを食わなきゃいけないと考えるんです。それで、その人は、三十年間ビフテキを食べつづけた。（笑）

その結果、最後に悟ったのは、肉を食うのも一代ではだめだと。（笑）三代ビフテキを食わなきゃ油絵は描けないと。西欧の人たち、言いかえると、肉食民族、狩猟民族という人たちと、私たち東洋人、草食民族、農耕民族とは根本的なところで、大きなちがいがあるということを感じるんです。望月さんは、そういうことをお感じになりませんか。

望月　はい、治療しているときに、強く感じることがありますね。前にも話しましたけれど、気功治療とか、気による癒しというものに対して、まず疑ってかかる。大いなる力になかなか自分をまかせることができないで、自分自身の力で対抗しようとする傾向があるみたいですね。たとえば、気というものを実証しようとするんです。

五木　なるほど。

望月　前に話したシティ・ユニバーシティの教授ですが、奥さんも自分も「気」というものに反応して、体をバタバタさせたり、泣いたり、笑ったりしてしまったという事実がなんとしても納得しがたいんですね。

五木　ええ。

望月　それで、つぎに来たとき、ビデオカメラを抱えてきて、治療しているところを撮影させてくれといい出したんです。

五木　いかにも、イギリス人らしい発想だなあ。（笑）

西洋人は気にどう反応したか

望月　もう一人、ミュンヘンでもおもしろい体験をしました。
五木　ほう。
望月　ミュンヘン在住の日本人の女性が、甲状腺ホルモンの出すぎでめまいを起こし、一生薬を飲みつづけなければならないって言われたんですね。で、私のところに来たんですが、何回か、気功をしたら、すっかりめまいがなくなったんです。そして、一年たったら、血液検査の結果も正常にもどり、喜んでいたんです。
五木　それで、その女性の主治医はなんと言ったんですか。
望月　なんの治療もしないのに、一年後に検査したら、完治していた。どうしたのかと訊《き》いたら、気功治療を受けていた。どうも納得できないからと、私のところにやってきたんです。
五木　気功治療を受けに？
望月　はい。自分にも、おなじように気を入れてくれというので、まず背中に気を入れたんです。そのお医者さん、もともと、気の通りがよかったのか、たちまち背中のあたりがパーッと温かくなるのが、私にもわかったんです。
五木　本人も当然、温かいと感じたんでしょうか？

望月　と思います。いきなりパッと振り向いて、私の手をぐっとつかむんです。どうするのかと思ったら、私の手を見て、「何もない」と。私が電気を当てていると思ったらしいんです。

五木　ああ、望月さんが、電気器具で電流を流していると考えたんですね。

望月　ええ、私の頭のてっぺんから、足の先までしつこくチェックするんですね。コードが着いていないかを調べたんです。背中のあとに腰のあたりに気を入れると、そこでも、なにかを感じたらしく、また、はたと振り返って、私の手をつかむ。そんなことを、三度四度繰り返して、しまいには、おとなしくなったんです。

五木　どうしたんですか。

望月　ええ、気持ちよくなったらしくて、グーグー寝てしまいました。(笑)

五木　でも、電気を流しているんではないかと考えるところが、ヨーロッパ人ですね。彼らの近代は、デカルトの二元論に則《のっと》って、科学と信仰というものをきっぱり分けてきました。そして、医療は、科学の分野と考え、実証的な方向で学問を発達させてきたわけです。そのなかで、気という目に見えないものは、宗教の範疇《はんちゅう》に入れて考える。だから医療行為や健康に関わることとはどうしても考えられないのではないでしょうか。

望月　そんな感じですね。

五木　先ほど、肉食動物と草食動物とのちがいということを話しましたが、それは自然に対する考え方のちがいとしても、表れているように思えるんです。キリスト教的な文明のある一面とも思えるんですが、西欧人は、自然を開発して利用していくものと考えるでしょう。

望月　そうですね。征服していくという考えですね。

日本人はあがると血圧が下がる

五木　それにくらべて、東洋人、とくにむかしの日本人は自然と調和して、自然の理に則って共に生きていくという思想です。それは西欧人の考えにくらべて、明と暗くらいの差があると思う。

もう三十年以上前になりますが、札幌で冬季オリンピックが開催されましたね。そのとき、私は、取材でスキーのジャンプ競技の監督さんから話を聞いたことがあるんですよ。日本チームの監督と韓国チームの監督がお互いに話しあって、意見の一致をみたんですけど、欧米の選手と東洋の選手とでは、スタート台に立ったときの顔つきが違うというんです。

望月　顔つきですか、顔色ですか。

五木　ええ、欧米の選手はジャンプ台のスタートの直前に顔が紅潮して、呼吸が大きくなり、心悸《しんき》高進して、体じゅうにエネルギーが満ちみちてくるような雰囲気になるんだと。それでダーッと滑っていくと、ふだんの実力以上の力を出せるというんです。

望月　そうですか。

五木　それにくらべて、日本の選手は、見ているとスタート台に立ったとき、顔色が蒼くなっていく。心悸がぎゃくに低下して、血圧も下がっているにちがいない。呼吸もたぶん細くなっているんですね。そうすると、実際、十二の力がある人が、八くらいしか出せなくなる。韓国の選手にも、おなじような現象が起きるといっていました。

韓国語で「凍《い》てつく」「氷りつく」という言葉があるそうです。「オロプタ」といいます。コンピューター用語でもフリーズするといいますよね。そういう意味なんだそうですが、ここ一番という大勝負のときに体が硬くなって、呼吸、血圧、心悸が低下し、顔色が蒼《あお》くなるというんです。

望月　緊張のあまり、体が硬直しちゃっているんでしょうね。肩に力がはいって、気が体のいろいろなところでブロックされて流れていない状態なのでしょう。

五木 そう。これがいわゆる本番で、「あがる」という状態なんだと思うんです。日本人は晴れ舞台やここ一番というときに、よくあがるタイプの人種らしいです。大ベテランの、たとえば越路吹雪《こしじふぶき》さんのような人でさえ、ステージに出る前は、はらはらどきどきして、「人」という字を描いてペロッとなめるまじないをしたといっていました。ところで、「あがる」って、英語でなんていうんでしょうか。

望月 あがる……「get nervous」とか「freeze up」といっているみたいですね。緊張するとか、韓国語のように、凍てつく、コチコチになるという感じだと思うんですけど。

五木 ああ、そうですか。あるとき、笠井紀美子《かさいきみこ》さんというジャズ歌手に、英語に「あがる」という言葉があるのかと尋《たず》ねたんです。あがるというのは、こういう状態だと説明したら、彼女は、「それは『あがる』というより『下がる』じゃないですか」と言ったんです。(笑) なるほどポテンシャルが下がった状態か、言われてみればそうだなあと納得しましたけれど、「get nervous」とか「freeze up」というのも、高揚してあがるというより、熱が下がった状態を指しますよね。英語では「ステージ・フィーバー」という言葉があるそうだけど、これは昇揚感だな。

望月　そうですね。

五木　まあ、一般的にいって、欧米の闘争的、攻撃的な面は、ビフテキを長いあいだ食べてきたことによって、養われたといえるかもしれないし、また、自然のなかで地面に近いところで草木を食べて生きていた人間との根源的なちがいといえるかもしれません。そこから考えると、日本人には、日本人の体観があり、健康観があり、体の鍛《きた》えかたがあるんじゃないかとも思えるんです。

軍隊教育が歩き方を変えた

望月　それはたしかにあると思いますね。最近おもしろかったのは、パリの世界陸上で末《すえ》続《つぐ》選手が、二百メートル走で三位になりましたね。それまでは、日本の選手がファイナリストに残るだけでもすごいといわれていたほど、陸上の短距離は弱かったですよね。

五木　そうですね。脚は短いし、バネはないから、走りに適していないといわれていましたね。

望月　それがどうして三位になったかというと、甲野《こうの》善紀《よしのり》さんという古武道の武術家の理論をとり入れて、ナンバ走りという日本人の伝統的な走りかたを研究したらしいんです。

五木　私もあのレースを見ていました。ナンバ走り、あるいはナンバ歩きというのは、私も甲野さんと、前にステージでいっしょにやったことがあるんですが、手と足の動きをおなじにして、摺《す》り足で歩く歩きかたに注目したのはおもしろい。

望月　右手を出して、右足を出す。

五木　そう。左右交互に出して歩くのは、明治以来の軍隊教育のなかで普及してきたものだという説とか、日本人の歩行については、諸説がありますけれど、いろいろな学者の説を総合すると、こういうことらしいんです。

むかしの日本人はあまり走ることをしなかった。緊急のときでも、のろのろ動いていたと。つまり走るというのは特殊技術であって、忍びの者とか、伝馬《てんま》とか、飛脚《ひきゃく》という専門職であったそうです。ともかく健脚で、江戸から大阪ぐらいまで、平気で歩いていたそうです。手足をおなじ方向に動かすナンバ走り（歩き）なら、疲れないで歩けたようですね。

望月　左右交互に手足を動かす走法、歩きかただと、腰をひねってしまうんですね。

五木　そう。ひねる。

望月　ひねるから腰に負担がかかって、痛くなるんですね。ナンバ歩きだと腰をひねらないから、痛くならない。それに、摺り足ですから無駄な力を使わない。

むかしの職人さんたちは、汗水たらさないで、涼しい顔で辛《つら》い仕事をしていましたよね。汗だくだくになりながら仕事をするのは、名人じゃないといわれていました。日本人は、伝統的な文化のなかで、ナンバ走りあるいはナンバ歩きという方法を培《つちか》ってきて、それを実践したわけですね。むかしの走る人は、ものすごい距離を、あまり疲れを感じないで走ることができたんです。

五木　それは弾《はず》みを使わない走りかたですね。

望月　ちょっと前かがみで、体が前に自然に倒れていく力を利用して足を出していくんです。

五木　なるほど。

望月　体が前に進むから足が出る。体が前に倒れるから、倒れまいとして足がすっすっと出ていく。そうすると、すごい距離を走っても疲れないんですね。

いままでは、手を振って弾みをつけて、足を前に出していました。手を振ることで、筋肉をつけなければ走れないといったのが、ナンバ走りをヒントにして、効率のいい走りかたをつくり出したんです。無駄な力をはぶいて、足も必要最低限しか上げない摺《す》り足走法という。

日本人の歩き方は縄文のむかしから

五木　ただ私は、摺り足ということについては異論があるんです。摺り足というのは、畳の上を滑るように歩きますね。これはかならずしも日本人のほんらいの歩き方ではないのではないかと考えているんです。山道や田んぼのあぜ道を歩くにしても、摺り足では歩けません。あの歩きかたは、能や舞芸が盛んになっていくなかで発達してきた芸能や武家の世界のものなんじゃないか。

望月　ああ、そうですか。

五木　お茶の先生も茶室での歩きかたは、摺り足じゃない、あれは芸能の足さばきだとおっしゃっているのを聞いたことがあります。摺り足は、殿中の廊下とかなめらかな床の上を歩くときにはいいけれど、少しでも、でこぼこがあるところではできやしません。

望月　そうですね。しっかり舗装された道路でないとむずかしいですね。

五木　はじめに話しましたが、私はいま『百寺巡礼《ひゃくじじゅんれい》』という寺歩きをやっています。このあいだは、比叡山延暦寺《ひえいざんえんりゃくじ》の千日回峰《せんにちかいほう》の行者さんといっしょに、修行のための行者道を杖ついて歩きました。もうそれはものすごい道です。石ころはあるわ、木の根は出ているわ。

あんな道を摺《す》り足なんかで歩けやしないのです。膝を上げて飛ぶように歩かなければね。

望月　軍隊の行進も、膝を高く上げていましたね。甲子園の球児たちの入場行進とか。

五木　そうですね。足を高く上げるというのは、日本の軍隊の特徴であって、世界各国の軍隊がみんなそうではないんです。たとえば、北朝鮮とかドイツのナチは、まっすぐに伸ばした足をパッと上げて、バンと踏み下ろす。「グース・ステップ」というんです。これは、日本人にはなかなかできないんです。

望月　むずかしいでしょうね。

五木　このあいだ、高校野球の入場式を見ていて、つくづく感じたことがあるんです。いまの高校生は体位が向上して、脚がすらっと長くて、小顔で、スマートなんだけれども、歩きかたは、軍隊とおなじように、膝を高く上げて踏み下ろすようにしているんです。その姿を見ていて、つい思い出したのが、田植えなんですよ。望月さん、田植えの経験は?

望月　いえ、ないです。

五木　私は中学校のころ、朝鮮半島から引揚げてきて住んでいた九州の山村で、農業をやっていたんですよ。もちろん田植えも経験しました。田植えをやったり、田んぼの草を取ったりするときは、ずぶずぶと水田に足を入れていくんです。

そのとき、真上から下ろして、ずぶずぶと底に足をつける。つぎに移動するときは足を真上に向けなきゃいけない。そうでないと、前進できないんです。足を伸ばしたまま田んぼのなかを動こうと思っても、だめなんだ。

望月　農耕民族としての生活体験が、日本人の歩きかたのパターンをつくり上げてきたのでしょうかね。

五木　だと思いますね。秋田でも新潟でも、むかしの水田地帯は、いまよりずっと水が多くて、草を取るときに、田植え舟というものを使っていたというくらいだから、そこで生活する人間は、足を伸ばしては、絶対に歩けないですよね。

そうすると、いま、甲子園で歩いている高校生の歩きかたのなかにも、縄文《じょうもん》から連綿とつづく何千年の日本人の稲作の歴史が遺伝子でうけ継がれてきている。一世一代では変わらないのだと、つくづく思いました。

望月　そうですね。ロンドンにも、日本の若い人が大勢きていまして、髪も茶色だったり金髪だったりして、背も高いから外国人に交じってもちがいがないと思うんですが、じつは歩きかたですぐわかります。膝が曲がって、肩が上がり、ひょこひょこ歩いているんです。（笑）

気に目覚めはじめた西洋人

五木　そう、アヒルみたいな歩きかたになっている。（笑）ところで、世界陸上の末続《すえつぐ》選手のレースは私も見ていたんだけれど、ひとつ印象に残っているところがあるんですよ。銅メダルに決まったときです。末続選手は、ウワーッ！と、ものすごい雄たけびをあげましたよね。これが、いままでの日本人の体育選手にはない、野獣のような叫びだったんです。

望月　そうでしたね。ほえるといった感じの。

五木　そう。前の日本の選手だったら、「がんばります」「できるかぎり全力を尽くします」と言っていました。それが、二、三年前からは、「楽しんできます」になり、最近では、K-1とか格闘技の選手とおなじように、陸上の選手が「かならず勝ちます。あいつには負けません」と言う。これは西洋型のライフスタイルなんですね。そういうふうに日本人は変わってきているんですね。

望月　そうかもしれませんね。

五木　日本人が遺伝子のなかにもっている気質というもの、生まれついての性格とか素質が、環境がグローバル・スタンダード化していくなかで少しずつ変わってきている。どんどん闘争的になってきているという気がしているんです。

望月　そういえば、最近の若い人はもの怖じしませんね。彼らは、「あがる」ということはあまり経験しないのではないでしょうか。

五木　そうですね。あがらなくなって、闘争的になっていく日本人というものが、果たしていいものなのか。私は疑問に思っているのですね。二十一世紀は、むしろぎゃくに世界が東洋化していくことのほうが、じつは必要なのではないかと。

望月　ええ。

五木　欧米がグローバル・スタンダードを掲げ、また日本もそれに追従しようとしている傾向のなかで、一方では、それに疑問を抱いている人たちも確実に増えているように思えます。ニューヨークの歯科医院では、東洋医学のつぼ療法をとり入れたり、大病院で「REIKI」（霊気）という手かざし療法を行っているところもあるそうです。そんななかで、望月さんたちの気功への関心も年々高まっているんでしょうね。

望月　そうですね。ときどき、思いもかけないところから、問い合わせや依頼があります。

五木　ほう、どんな人から？

望月　フランスのディジョンというところに、大きな城を構えている故ジェームズ・ゴールドスミス卿は、自家用のジェット機でヒースロー空港まで迎えに来てくれましたし、ノルウェーの大富豪は、島を一つもっているんですが、そこに家を建ててあげるから住まないかと誘ってくれました。

五木　それで、どうしたんですか。

望月　丁重《ていちょう》にお断りしました。緑豊かな森と湖に囲まれた、それはそれは美しい島でしたが、私はそこに定住するより、ロンドンを拠点として、いろいろなところに行き、治療するのが役目ではないかと感じたんで。

五木　なるほど。先ほど、ミュンヘンに定期的にいらっしゃるとおっしゃいましたが、ほかにはどんなところで治療をしていらっしゃるんですか。

望月　毎年夏、モナコに行っています。モナコに住む貴族の依頼で、もう七、八年になりますか。

五木　西洋人のなかでも、健康に目覚め、ゆっくりとした気の流れのなかで、スローなペースで生きていきたいという人が、気功などに関心をもつんでしょうね。それは、日本で、数年前から起こっている「癒し」ブームのようなものなのでしょうか。

望月　そうかもしれませんね。イタリアの田舎で大家族が集まって、サンディランチを楽しむ習慣が、スローフード・ムーブメントとして、脚光を浴びたりしていますから。

五木　なるほど。

第六章

気と呼吸

この章では、かなり具体的に「気」の応用について語り合うことになった。この中でとりあげられる呼吸法については、じつは私にも多少の経験がある。昭和十年代にも、呼吸法のブームがあったようで、私の父親などもしきりに静坐をして腹式呼吸のトレーニングをやっていた。中学校に入った年、私も父親の本棚から呼吸法の本を引っぱりだし、中山式とかいう新案特許の器具を腹につけて、かなり熱中して呼吸法の練習をやったものだった。大きく下腹部をふくらませると、器具がチンという澄んだ音を立てる。それがおもしろくて、何時間も遊んでいたものである。

引揚げてきた後にも、近所の書道の先生にすすめられて、腹式呼吸の実習に通ったことがあった。もともと肺活量が妙に大きかったことなどもあって、プールで潜りっぱなしで何分もじっとして、先生をびっくりさせたこともある。三十代のころ、洗面器に顔をつけて、何分息が止まるかを測る遊びもやっていた。当時は三分くらいは平気だったので大威《おおい》張《ば》りだった。先日、ためしに息を止めてみたら二分三十秒しか続かなかった。

こんなふうに息を止めることを断息といって、古代インドの苦行者はよく試みていたらしい。ブッダも最初はこの断息の修行を試み、それが無意味なことを悟って正しい禅定《ぜんじょう》に入る。

この断息で頭に血がのぼることを「怒責《どせき》」といい、かなり危険な行為だと教えられた。呼吸法も正しく行わねば悪い結果をもたらすことになるらしい。

気はエントロピー増大の法則にさからえるのか

五木　人間と人間をとりまく環境をみると、「世の中だんだん悪くなっている」と私は思わざるをえないし、人間の肉体もだんだん衰えていくということを感じざるをえません。物質は滞留するとともにかならず乱雑に無秩序になっていくという「エントロピー増大の法則」から逃れられないのかという諦念《ていねん》をもってしまいます。それは不可逆的な反応であって、元にもどることはない。

人間でいうと、赤ん坊が年を重ねるにしたがって老いていき、心身の機能が乱雑に無秩序になっていくのとおなじなのだと思うのですが、「気」の世界ではエントロピーということについて、どう考えていらっしゃるんでしょうか。

望月　五木先生もさっきおっしゃった医学博士の帯津良一《おびつりょういち》さんが、「エントロピー増大の法則」についておもしろいことを書いておられました。

「エントロピー増大の法則」にさからって存在しているのが、私たちの生命であると。生命や生命活動というものは、むしろ無秩序から秩序形成へと向かう性質をもっているというんです。私はそのことを実感していますね。

五木　ほう。

望月　いままで自分が生きてきて、肉体は、たしかに、若いときにくらべて衰えています。

五木　ええ。

望月　ただ、衰えないで、ますます強くなるのが、気なんですね。

五木　それはすごく心強い話でもあるし、大事なことだと思います。たとえば、免疫学では、チムス（胸腺）が免疫機能の大事な部分をつかさどるセンターのような働きをしているといいます。そこは十九歳から二十歳が最盛期で、あとはどんどん衰えるだけといわれているんです。

望月　ええ。

五木　四十代になると、三分の一ぐらいの大きさになり、五十代、六十代になると脂肪化して、痕跡を残すだけだなんていわれますね。そういう話を聞くと、なんかもう望みが無くなったような気がして、気持ちが萎《な》えてくるんですよ。（笑）

望月　ほんとですね。（笑）

五木　そういうなかで、いまの望月さんの発言は、希望の星だ。（笑）体は老いていっても、若くて血気盛んなときにはなかったものが、成長してくるのだということは、じつに心強い福音ですね。

望月　ええ。

五木　その考えによると、人間のもっている気というものは、体が老化しても、それとともに衰えていくことはないんですか。

望月　おそらく、若いときにくらべて、もっと広がりが出てきたり、豊かに強くなっていきますね。上質になっていくといってもいいかもしれません。

五木　上質か。それはいい表現だ。しかし、それは自然に、ですか。それとも、ちゃんと、気を大事にしている人だけですか。

望月　やはり、ある程度、訓練していることが大切ですね。ほったらかしにしておいたら老化現象が早いです。

五木　望月さんは、むかしからヨガをずっとやっていらして、その過程で、気というものに出会ったとおっしゃいましたが、ヨガでは、老化をというか、エントロピーの法則について、どう考えているんですか。

望月　ヨガのほうでは、老化現象をストップさせることはできない。かならず進んでいく。ただ、それをすごくゆっくりにさせることができるといっています。暴飲暴食して、あまり体のことを振りかえらないと、老化が加速されるといいます。

五木　ヨガのほうでは、エントロピーは認めている。その進行の仕方を、人間の工夫や努力によって、ゆっくりと緩やかに、ほんらいの自然のリズムにしたがって行うことができるようになるというわけなんですね。

望月　ええ。武道でも武術でも、肉体だけを単純に比較すると、若いときのほうが筋力は強いですよね。だけど、年を重ねて、名人になり、気を自在に使えるようになると、若い人はまったく歯がたたないんです。

気の交流は信頼関係の上に成り立つ

五木　なるほど。思い出したことがあるんですが、私は学生時代、体育の授業で、合気道をのぞいたことがあるんです。そのとき、合気道のゴッドファーザーのような存在だった植芝盛平《うえしばもりへい》さんのお弟子さんのお話をうかがったんです。

望月　ええ。

五木　植芝さんは、七十歳過ぎて、初めて気を出せるようになるとおっしゃったという。植芝さんに、十八ぐらいの猛者《もさ》がいっせいにかかっていったとき、一瞬のうちに、地面に投げ倒したというエピソードもききました。それを聞いたとき、本当かな……と疑ったんですね。アメリカンフットボールの選手みたいなのが、束になってかかっていったら、どんな名人でも無理なんじゃないかと。実際どうなんでしょうか。

望月　実際にできる人はいると思いますよ。でも、ふつうは投げるほうと投げ出されるほうになにか回路ができていないと無理だと思います。

五木　それはどういうことですか。

望月　気で相手を投げ飛ばす場合、まず相手と自分の発する気によって、気と気が反発しあい、その結果、気の弱いほうがはじき飛ばされます。そのとき、受け手が送り手に対して、全幅の信頼をおいている場合は、二人のあいだに回路ができているので、気を感じやすくなり、気の反発が起きやすいのですね。

五木　ええ。

望月　よく気功教室や合気道教室で、先生の送る気に対して反応する練習があります。その場合、熟練した生徒はすぐ体を動かして、反応しますけれど、初心者はぜんぜん動かないんです。

五木　なるほど。

望月　私もヨガのレッスンのとき、みんなの気がまわりはじめたころ、生徒さん全員に気を送って、その気の巡《めぐ》りかたにしたがって体を動かすセッションをしています。ベテランたちは、そのときそのときによって気のおもむくままにまかせて、自由に体を動かして、自分で体の凝《こ》りや、気の滞りを是正しています。だけど初心者の人は、ただ立ちつくしてまわりの人がくるくる回ったり、バタバタ動く様子を呆然《ぼうぜん》として見ていますね。（笑）

五木　まわりがすごい反応をして、トランス状態のようになっているのに、自分だけ、その波に乗れないのも、辛いなあ。（笑）

望月　そうですか。（笑）

五木　また、催眠術といっしょで、たとえば、「絶対におれはかかりたくない。とんでもない」と思って、構えている人には、気が通じない。施術者《せじゅつ》に対して反抗心とか猜疑心《さいぎしん》が強い場合にも、気が効《き》かないという話もききました。

望月　ええ。信頼関係ができないと、なかなかそういうふうにはならないと私は思うんですね。

五木　しかし、そうなると、たとえば、むかしの講談に出てくるように、突然襲ってくる暴漢に対して、気で吹っ飛ばすとかいうことは成立しないことになりますね。

望月　それが可能なのは達人の域にたっした場合か、実力に大きな差がある場合です。ただし、ふつうの人でもテクニックを習得して、気のいろいろな原理を応用すると可能ですね。

五木　なるほど。つまり技を習得すると、相手の呼吸や気の動きを察知して対抗していけば、自分より体力のはるかに勝っている相手を投げ飛ばすこともありうるわけだ。

呼吸のつなぎ目に攻撃をかける武術

望月　そうですね。相撲《すもう》でも、小兵《こひょう》が大きな力士に勝つことは、よくありますね。

五木　ええ。

望月　そこが、日本の武術の特徴であって、ヨーロッパの格闘技とのちがいなんです。

五木　なるほど。

望月　格闘技は、殺人技です。日本の剣道とか武術は、もともと護身技、護身術なんです。

五木　それは、空手もそうですね。

望月　ええ。格闘技の場合は、どんなに訓練をしても、強い人にはかなわない。訓練をしても、しなくても、強い人が勝って、弱い人が負けるんですね。

五木　なるほど。

望月　日本人は、むかしから、相手より体力的に弱くても勝つ方法はないだろうかと模索していたわけです。弱い者が強い者にかならず勝つ方法です。そうしてあみ出されたのが日本の武術の極意《ごくい》「三つの先《せん》」なんですね。

五木　ああ、「先」。

望月　たとえば、「後の先」。相手が攻撃してきたら、同時に、その攻撃を利用して、相手を斬るとか。そのとき、吐いたり吸ったりする呼吸のつなぎ目に攻撃を仕掛けられたら、人間は絶対に対応できないんです。

五木　呼吸のつなぎ目のところだな。

望月　人間がふつうに呼吸しているとき、呼吸が止まる瞬間って、二回ありますよね。吐いて、また吸う。この瞬間。そして、吸ってまた吐く瞬間。このときというのは、無意識のうちに、息が止まっているんですね。この隙《すき》をねらって、攻撃されたら、対応できません。

五木　ふーん。

望月　剣道で、一瞬の隙を突くといいますね。これは、相手が息を吐いたか吸ったかして、呼吸が止まった瞬間に打ち込むんです。

五木　そうですか。それで納得した。子供のころ講談本を読んでいて、「隙《すき》のない構えであった」とか「隙だらけであった」という文章を読んで、「隙」ってどこにあるんだろうと、疑問を感じました。で、一所懸命探そうとするのだけれども、よくわからなかったです。（笑）

気合いという言葉もそうですね。合気道の合気というのは、そこからきているのだから、相手の呼吸の流れに、自分のを合わせるということなんでしょうね。

望月　そうですね。日本の武道では、目に見えないものを考えに入れて訓練することが多いですね。そうして達した最高の境地が、無念無想なんですね。これがヨーロッパの格闘技と大きく異《こと》なる点だと思います。

五木　いろいろ話をきいたり、本を読んだりして感じたことは、野口《のぐち》整体にしろ、ヨガにしろ、気功にしろ、いろいろな健康法とか、宗教の修行の方法、禅などにしても、共通していることは、呼吸ということに、ものすごく大きなウェートがかかっているということなんです。

望月　そうですね。

五木　そのことに気がついて、呼吸法ということをあらためて考えてみたんですよ。私も以前、呼吸法に興味があり、実践してみたことが何度かあったのですが、これがむずかしくて、しかもおもしろくなくて、三日とつづかない。（笑）非常にやりにくかったんです。どうして呼吸法があまりおもしろくなかったかといえば、よくできなかったから。なぜ、よくできなかったかといえば、根本がちがっていたんです。

望月　はあ。

吐く息に重点を置く呼吸法

五木　「いのち」というのは、古い日本の言葉では、「いきのみち」と書いたという説もある。「息の道」が縮まって、「いのち」になったのだという説。だから、息をする、呼吸するということは、人間が生きているということとおなじ意味なんですね。

望月　ええ。

五木　このとき、呼吸というと、呼と吸ですね。「呼」は吐く息で、「吸」は吸う息ですよね。

望月　はい。

五木　ほんらい、吐くほうが先なのに、私は吸うほうに重点を置いてやっていたんですね。深呼吸の指導のときも「はい、大きく息を吸って、はい、吐いて」と言いますね。これでは、呼吸ではなくて、「吸呼」になってしまいます。吸呼で呼吸をしても、苦しいだけでまったく効果がない。だから、おもしろくなかったんです。

望月　そうですね。ヨガでは、まず吐く息に意識を向けるように教えます。吐く息に意識を集中して、体のなかの老廃物、邪気が全部出ていくことをイメージして、すべてを出し切るんです。吸う息の場合は特別意識せずに自然にまかせて、はいってくるだけでいいんです。

五木　とにかく吐く息をできるだけたくさん、吐き切るまで全部吐き切る。あとはべつに、吸う努力もせずに、自然に空気が流れこんでくるのにまかせておけばいい。

望月　はい。

五木　たとえば、日本の言葉で「出入り船」といいますね。この場合も出船が先で、入船が後なんです。お金も貸し借りといい、貸すのが先。つまり出すほうが先なんだ。英語では、「ギブ&テイク」といい、与えるからこそ、得るものがあるんです。

こう考えていくと、呼吸というのも、吸を先にするのが、そもそも大きなまちがいで、

吐き切るということだけを考えてやればいいんだと、最近、悟ったんです。(笑)

望月　呼吸法が腹式になっていくと、体の隅ずみにまで、酸素がいき渡るようになり、体が変わってきます。人間はおぎゃあと生まれて、成長するにしたがって「普通」の呼吸をしますよね。これは、意識しないでするから、不ぞろいで、荒いものが多いんです。

ヨガの呼吸法だと、お腹《なか》を使うので、肺の底まで酸素がはいるんです。ふつうだと、肺の底のほうは、折りたたまっているために、酸素がいき渡っていないそうです。それで肺の機能が半分くらいしか働いていない場合が多いと。腹式だと、横隔膜《おうかくまく》がグーッと上がって、底から下がっていくんです。そうすると肺をいっぱい使えるわけです。

五木　なるほど。

望月　腹式呼吸をしたときの肺の面積を調べてみると、六十畳というすごい広さになるそうです。ところが、胸だけで呼吸すると、その半分の三十畳くらいの大きさだそうです。いかに腹式呼吸が素晴らしいかということがわかります。

五木　しかし、おもしろくない。(笑)快感がわかってくるとおもしろくなるんだろうなあ。

望月　宇宙からとり入れた酸素が全身にいくわけです。人間には、六十兆という細胞があって、それの一個一個に酸素がいき渡ると、それだけで細胞はいきいきするわけです。

五木　一個一個が活性化してくる。

望月　とくに脳には筋肉も何もないのに、体のなかでいちばん酸素を必要とするわけです。

五木　あくびが出るというのは、酸素が足りないからですか？

望月　ええ、首が凝《こ》ったり、肩が凝ったりすると、頭が痛くなるのは、凝り固まったところで、血行に滞りができ、一種の酸欠になっているんですね。高い山へ行くと、頭が痛くなるのは、脳が酸欠だから、なんとかしてくれというシグナルなんです。脳はちょっとでも酸素がいかないと、死んじゃいますから。

現代人は体にいい食べ物とか、体にいい住居などに関しては、神経質ですが、体にいい呼吸法ということについては意外と無頓着《むとんちゃく》なんです。

五木　無意識にやっているから。

望月　考えてみたら、二週間ぐらい食べなくても人間は死なないし、水も三日ぐらい飲まなくても、どうにか大丈夫らしい。でも、酸素の場合、口と鼻をつままれて、五分もたったら、死んじゃいますよね。それぐらい大事なことなのに、呼吸というものは、あまりにも、当たり前すぎちゃって、みんなピンとこないんですね。

腹式呼吸でまず体に充分酸素を送って、一個一個の細胞を活性化させるということが、健康の原点だと思うんですよ。このことは、最近では現代医学でも認められつつあり、ある医者たちは、呼吸法は免疫力を高め、病気の予防にもなるといいはじめています。ロンドンの雑誌にも、呼吸法は脳の病気の予防に良いと書かれている、と、私のヨガの生徒さんが知らせてくれました。

お経が長寿の原点

五木　武道をやっている方から教わったのですが、逆腹式呼吸というのがあるそうですね。ふつうは、お腹《なか》をへこまして、息を吐き、息を吸うと同時に、お腹をふくらませるものだそうですが、武道では、いわゆる息を吐き切るときに、お腹をふくらませることも結構あるといっていました。

望月　それは、主に武道の呼吸法ですね。合気道でも剣道でも、相手に技を仕掛けるときは、息を吐きながら、しかも丹田《たんでん》に力を入れていないと、エネルギーが出ないんです。そうすると、息を吐いたとき、お腹が出て、息を吸ったとき、お腹がペチャンコになります。しかし、これは武術で鍛《きた》えた人の呼吸法であり、人間がふつうにすると、息を吸ったとき、お腹が出て、息を吐くとお腹がへっこむというようになるんではないでしょうか。

五木　ああ、そのほうが自然な感じですね。私はときどき、宗教家、とくにお坊さんはなんであんなに長生きなのかと考えるんですよ。それは、じつはお経や祝詞《のりと》を唱えるときの息づかいに、秘密があるんじゃないかとにらんでいるんです。（笑）

望月　ええ。

五木　お坊さんがお経を読んでいるときの呼吸を見ていると、おもしろいんだ。長いあいだ声を出しながら、スッと間《ま》を少なくして、息を吸います。そしてまた、つぎのお経を読んでいるんです。吐く息をコントロールしながら、お経を唱えているんですね。

望月　あれは呼吸法をやっている感じですね。

五木　おのずと、否応《いやおう》なしにね。

望月　お経を読むことによって、自然と腹式で呼吸していることになるんですね。

五木　吐くときに、急激に吐かずに、細く長く吐いていくんです。平常心で。

望月　ええ。

五木　ある民謡歌手が修業のとき、目の前にろうそくを立てて、あ～あ、と歌う。高い音を出すときでも、ろうそくの火が消えたり揺れたりしないように歌うという練習をしたというんです。

望月　ああ。

五木　富山県八尾《やつお》の風の盆で歌われる「越中《えっちゅう》おわら節」という唄《うた》があるんですが、これがすごく長いんです。ああ〜といったら、ずうっとつづけていかなければならない。大量に最初に息を吐き切ってしまいますと、途中で止まっちゃう。

望月　そうですか。

五木　また北陸のお座敷でよく歌われる「山中節」というのも、すごく長い、「忘れしゃんすな　山中道を」というはじまりの恋唄ですが、「♪忘れ〜ええ〜」と、息を長く引っ張らなければならない。ああいう唄をしょっちゅう歌っている芸者さんは、長生きすると、じつは思っているんですが。(笑)

望月　そうかもしれませんね。

五木　芸者さんというのは、夜はおそく不規則な商売で、お酒を飲み、煙草《たばこ》を喫《す》って、食事も一定ではない。店が閉まってからも、麻雀《マージャン》をしたり、飲みにいったりという生活を送っている人もいる。昼はほとんど日の光に当たらないような生活をしていて、これが意外に長生きな人が多いんです。老妓《ろうぎ》という言葉があるくらいですから。

望月　ああ、そうですね。それは「謡い《うた》」でもって、毎日、呼吸法をしているんですかね。

五木　「謡《うた》い」もそうですね。そう考えると、いやいやながら、むずかしい呼吸法をするよりもそれこそ般若心経《はんにゃしんぎょう》でも唱えるか、民謡や謡曲を歌うほうがいいですよね。これが楽しく呼吸法をマスターするひとつの秘訣《ひけつ》かもしれないと思いました。

望月　これをやると楽しいとか、自分にいちばん合った方法で、呼吸法になるようなことができたらいいですね。

宇宙の無限のエネルギーを補給する

五木　ただ呼吸法の本なんか読んでいると非常にむずかしい。たとえば西野《にしの》式は「足芯《そくしん》呼吸法」といって、足の裏から大地の気をすっと吸いあげて体全体に送り出すイメージでしなさいというんですが、これがなかなかできないんです。

望月　イメージを使うというのは、初心者にはむずかしいですね。

五木　観想念仏《かんそうねんぶつ》のことは前にも話しましたが、頭のなかで、仏様の姿、たとえば十一面観音なり、薬師如来《やくしにょらい》なり、阿弥陀如来《あみだにょらい》なりをまざまざと見えるように想像しながら念仏を唱えるんです。けれど、法然は、これはとてもむずかしい、だれにでもできるものではないといって、口誦念仏《こうしょうねんぶつ》を唱え出すんです。そして声に出して念仏を唱えればいいという易行《いぎょう》念仏というものが、嵐のようにその時代を席巻《せっけん》した。
望月　そうですか。
五木　それに倣《なら》って、私は、易行呼吸というか、もっとやさしく呼吸をする方法はないかと、ずっと一人で考えてきたんですけれど。
望月　そうですね。ヨガにはむずかしいのから、やさしいのまでいろいろあります。呼吸法をすると、自律神経のうちの交感神経と副交感神経のバランスがよくなります。ストレスが多くなると、興奮するほうの交感神経の働きが高まり、のんびりしたり、リラックスすると、副交感神経の働きが強くなってきます。ですから、両方の神経を刺激する呼吸法をするとよいですね。
五木　なるほど。ヨガの呼吸法の基本は、鼻から吸って、口から出すんですか。
望月　いいえ。私がヒマラヤで習得したものは口は使いません。鼻から吸って、鼻から出すんです。
五木　ヨガの呼吸法を行うときに、大切なことはなんですか。
望月　坐《すわ》りかたは、自分の楽な姿勢でいいと思います。ほんとうは座禅のとき、足を組むように、結跏趺坐《けっかふざ》の形をとりますが、半跏坐《はんかざ》でもいいし、椅子に坐っていてもいいわけです。要するに、いちばん楽にできる姿勢ですればいいんです。
そのとき、大切なことは腰を立てて、背骨をまっすぐにすること。天の気と地の気が背骨に沿って、自由に行き来できるようにすることが肝心です。それと、もうひとつ大切なことは腕を真横に伸ばして、肺を広げることです。そして、肺いっぱいにプラーナというエネルギーがいき渡るようにすることです。

五木　たんに大気を吸って、吐いてということではない。宇宙のエネルギーを取りこむということは、呼吸法の本には全部書かれていますね。

望月　はい。それと、ヨガには、左右の鼻の穴を交互に使いわけてする呼吸法が、いくつもありますが、この右と左の鼻の穴には、深い意味があるんです。

五木　どんな意味？

望月　右の鼻の穴でプラスの気を吸うんです。右はピンガラという太陽の気で暖かく力強いものです。プラスの気を吸うと、心が表に向きます。
左からは、マイナスの気がはいってきます。これはイダーという月の気です。これは冷たく、落ち着かせるもので、心が内側に向いていくんです。

五木　外向的と内向的という感じになるんですか。

望月　ええ。右の鼻の穴を使っての呼吸は、神経を活性化させ、反対に左の鼻の穴を使うと、副交感神経を刺激するといわれているんです。
五木　それがおもしろいですね。右脳・左脳と関係があるんでしょうか。
望月　ちょっと、鼻の穴を左右、交互に使って行う呼吸法を紹介します。
　まず右手の小指と薬指で左の鼻の横を押さえて、右の鼻の穴から、静かに息を吸います。つぎに右手の小指と薬指をはなし、右手の親指で右鼻の横を押さえ、左鼻の穴から、静かに長く息を吐き出します。
　このとき、吸う息の倍の長さで、ゆっくりと吐くのです。それを交互に、五、六回するんです。
五木　右の鼻から吸って、左の鼻から吐く、左の鼻から吸って、右の鼻から吐く……というように。
望月　ええ。左右両方の鼻を交互に使うから、落ちこんだり、うつ症状のときは、神経のバランスがとれて、いいというんですね。
五木　片方だけするのは、よくないんですか。
望月　ヨガの生徒さんに、この呼吸法を教えたら、その人は、まちがって、右鼻から吸って左鼻から吐くという一方通行だと思ってしまって、毎朝、そのとおりにしていたんだそうです。そうしたら、なんだか、気分が高ぶって、落ち着かない、イライラするというんです。よく聞いてみると、交感神経を刺激することしかしていなかったんです。

五木　無理に興奮させるような呼吸法をしていたわけですね。呼吸法は自己流にやったり、まちがって覚えると大変なことになりますね。

望月　ええ。ヨガでは、途中で息を止める呼吸法があるんですが、がんばって、息を止めていて、我慢の限界まで止めて、ついに命を落としてしまったという例があるそうです。

五木　いわゆる「怒責《どせき》」というやつですね。気をつけましょう。健康のために、命を落とすことがないように。

第七章　気とヨガ

この章では、ヨガの話題が中心になる。ヨガというと、なんとなく固定観念があって、やれチャクラだのなんだのと独特のヨガかぶれの人の言動をつい思いおこしてしまうのだが、素直に望月さんの話を聞いていると、本当のヨガは特別に際立ったことをやっているわけではなさそうだ。むしろスポーツ的なヨガに対する厳しい意見がおもしろかった。

ロンドンでヨガの指導をしていて、教会の神父さんから「異教の秘密行事」といわれる話も興味ぶかい。ヨガが単なる運動ではないことを、神父さんのほうでもちゃんと見抜いているのだろう。ヨガもその先に精神世界を求めているのがよくわかる。

ひとりで筋肉を鍛《きた》えるとか、テレビを見ながら運動するとかいうのがダメだという説もおもしろかった。部分をきたえることは、たしかに意味がないことだと思う。

ロイヤルバレエ学校のバレリーナが、ポーズはすぐにできるが、なかなかヨガにならないという話も、なるほどとうなずける。なまじっか体の柔らかい人は、なかなか上達しないというのだ。

望月さんの話を聞いていると、ヨガはいいことだらけのような気がしてくるが、疑りぶかい私としては、やはりその人のあたえられた資質というものが大きく左右するような気がしている。

つまり、どこかヨガ的人間の要素を持ち合わせていないと、ヨガもつづかず、そのいちばん良いところと無縁に終わるのではないだろうか。合う人は幸せだと感謝しなければなるまい。

ヨガの究極の目的は宇宙との一体感

五木　ヨガというものは、ある意味では宗教的な「行《ぎょう》」ですね。宗教的な「行」でありながら、身体コントロールをするという。ヨガでは非常にむずかしいことをやるでしょう。動物の姿勢をとってみたり。またインドでは苦行者っていうんですか、片足で立ったまま十年も動かないとか。いろいろな人がいるでしょう。

望月　何十年も手を上げているとか。(笑)

五木　あれには、なにか深い意味があるんでしょうか。

望月　私にはよくわかりませんが、肉体を極限状態に追いやることによって、なにか宗教的悟りや恍惚《こうこつ》を得るんではないでしょうか。

五木　片足で立つとか、手を上げているとか、ものを言わないとか、舌に釘を刺すとかいうのは、ちょっと極端ですが、それを洗練させていくと、座禅なんかもヨガの一種と考えていいのかな。

望月　もともと禅もヨガの一派ですから、座禅はヨガの影響を色濃く伝えていると思います。人間の体は動いているのがふつうですよね。それをじっとして身動きひとつ許さない型に押しこめるのは不自然なことです。禅の場合はヨガの苦行者のように不自然な型に、肉体を閉じこめることで、精神の自由を得ようとしているのではないかと思います。

五木　ヨガのなかで、気というものはある程度、独立した分野としてあるんですか。ヨガというのは、手足を動かして、肉体を緩めたうえで、気の流れをよくすることもひとつの目的のように思えるんですが。

望月　ヨガは大きく分けて三つの要素から成り立っていると思います。一つは体を動かす体操のようなもので、「アーサナ」といいます。ポーズという体位をつくるんです。どうしてそれをするかというと、足を組んで三十分、一時間苦痛を感じないで心地よく坐《すわ》っていられる体をつくることが目的なんです。

アーサナをすると、たしかに血流がよくなり、筋肉が伸びて、健康になります。ヨガ教室では、肉体の健康ばかりを強調していますが、究極の目的はべつなんですね。

五木　ほう。

望月　日本の座禅は、肩が凝ったり足が痛くても、蓮華座《れんげざ》を組ませますよね。ヨガはそのあたりが、少しちがうんです。ヨガの場合、肩が痛かったり、足が動かなかったりすると、集中力に欠けるというので、まず体の歪みを治して、そのうえで足を組むというんですね。

そして、そのつぎに呼吸法があるんです。

五木 なるほど。

望月 呼吸法は、深くリラックスした呼吸をいつでもできるようにするのが、第一目的です。呼吸が荒いと、リラックスできません。たとえば、風景を見ていて、「ああ、きれいだなあ」と思うとき、自然に呼吸は深くゆったりしたものになっています。

五木 そうですね。

望月 また友だちのだれかが暗闇から、ワッと脅かすと、びっくりして肩で息をしますね。肩で息するような荒い呼吸法だとリラックスできない。

五木 「肩で息する」といいますね。大慌てのときは、「気が急く」とか。そういう状態では、物ごとがうまく運ばない。

望月 冷静に物ごとを判断し、的確な行動を行うことができないですね。そういうとき気が拡散しているんです。そこで、深くゆっくりした長い呼吸をすることによって、心につながっていける。肉体と精神が気でつながり、落ち着いていきます。そのような状態で、瞑想を行うんです。ヨガは、「動く瞑想」というくらい、瞑想を大切にするんです。

五木 ということは、ヨガの三要素というか、三本柱は、ポーズと呼吸法と瞑想なんですか。

望月　ええ。それはお互いに関係しあい、支えあっているんです。

五木　そして、究極の目的は静かに瞑想しやすい柔軟な体をつくることなんですね。

望月　ええ。瞑想でもって、宇宙と一体感を味わう。悟りのところへ到達することを目指していくんです。

居職の人たちが健康なわけ

五木　そこは、たとえば、念仏行のように「南無阿弥陀仏《なむあみだぶつ》」を何千回となえて、三昧の境地に達するのと、似ているような気もする。

望月　そうです。それを、現代のヨガ教室は、忘れてしまっているんですね。ストレッチヨガとか、美容ヨガとか銘打《めいう》って、健康的な肉体面だけを強調しちゃっています。ただ体をねじったり、前に倒したり、反ったりする。それだけやってもたしかに健康や美容には効果がありますけど。

五木　美容にも効果があるんですか。

望月　ええ。ヨガをすると、気の流れがよくなり、いわゆるオーラが光り輝いてくるんです。ロンドンで、初めて私の教室にきた女性が言うんですね。「私のような者が参加していいんでしょうか。先生のヨガ教室は、美人しかいらっしゃらないものですから」と。

五木 それはちょっと、どうかな。(笑)

望月 私、その人に言ったんですよ。美しい人たちがきたんじゃなくて、そうでない人たちがみんな、ヨガをやって、きれいになったんですよと。(笑)

五木 ものは言いよう、という感じもするけど。(笑) それで、ヨガは、運動ではあるけど、目的はべつのところに……。

望月 体は動かすけれど、厳密にいえば、運動ではないですね。

おもしろいことがありました。ロンドンでは、いろいろな宗教やカルトまがいの教団がたくさんあるんですけど、いつもヨガにきている人が、教会の神父さんに注意されたというんです。「ヨガに参加しているようだけれど、ヨガエクササイズだけならいいが、ヨガメディテーションはだめだ。異教の宗教行事だから」と。

五木 厳密にいうと、ヨガエクササイズと、ヨガメディテーションはちがうんでしょうか。

望月 私はおなじだと思いますが、おそらくその人は、ヨガエクササイズをたんなる運動と考えていたんでしょう。

五木　私は、運動というものに対して、自分勝手な考えをもっているんですよ。体は使えば健康になるというけれども、ジョギングにしろ、ウォーキングにしろ、肉体を酷使すれば、それなりに、磨り減るわけです。筋肉とか、関節とか。自動車だって、一万キロ走った車と十万キロ走った車では、タイヤやサスペンションの傷みようがちがいますよね。といってあまり使わないで、一週間に一回乗る車より、毎日乗っているタクシーのほうが、調子がいいということがある。

では、ある程度の運動というのは、健康にいいとは思いますが、あまり過激なものとか、肉体的にきついものはほんとうは体によくないのではないか。息が切れるほどの激しい運動をすると、交感神経を緊張させて、活性酸素を増やすという意見もありますね。そうだとすると、運動というものの効果を過信するのはいかがなものかと思うのです。

望月　そうですね。

五木　それに関して、思い出すのが、先日、京都で会った八十代のご婦人です。本願寺《ほんがんじ》の前の数珠《じゅず》店で、何十年も数珠をつくっている方なんですが、朝から晩まで座ったまま、ひたすら数珠をつくっていらっしゃる。一日中、そうやって座ってらして、体に悪いんじゃないですかと尋《たず》ねたら、どこも悪いところがないとおっしゃるんです。とにかく色つやがよくて、若々しくて、美しい方なんですよ。

望月　そうですか。

五木　日本には、居職《いじょく》といって、一日中ずーっと座ったままで物をつくられる職人さんがいますね。印鑑を彫る人とか、手描き友禅の模様を描く人とか、この人たちが皆さんお元気で長生きなんです。

私はむかしから、そのことがふしぎだった。世の中では、運動をしなくてはいけないといわれているのに、ほとんど体を動かさない人が健康だなんて。

望月　運動をずっとやっていた人のほうが、運動をやめた途端に、体をこわす例が多いですよね。

五木　そうなんですよ。でも、私は数珠《じゅず》店のご婦人から話をうかがって納得しました。数珠づくりは、座ったままで、手と目しか使ってないように見えるけれども、じつは下半身の足の指先までものすごく強い力が必要なんだそうですね。

下半身がしっかりしていないと、手作業の数珠は一日に何百個もできません。座っているけれども足の指先まで、しっかり使っている感じがしていますとおっしゃったので、そうかと納得しました。

望月　ええ。

五木　なるほど、居職の人たちは、手先に全体重をかけて仕事をしているわけだ。あれも動かないけど、全身運動なんだと理解したんです。

望月　指先に強い力をこめると、それが経絡を刺激して、その波動が全身に伝わっていくんでしょうね。

五木　私が感じたことは、居職の人たちの運動量や質と、エアロビクスというのは、まったくちがうのではないかと。エアロビクスは、派手に動きまわって汗をかいて激しく運動しているのだけれども、その体の動かしかたに無理があるような気がして仕方がないのです。

激しすぎる運動は人体にダメージを与える可能性がある。スポーツをよくやっている人で早死にする人もいるし、まったくだらだらと暮らして長生きする人もいるし。(笑)

望月　ほんとにそうですね。

ヨガの効果は体の固い人に顕著に現れる

五木　その点、ヨガの運動というか、体のつくりかたというのは、どうなんでしょうか。

望月　ヨガの運動は、ふつうのスポーツとちがって、静かな動作をすることが特徴です。

五木　太極拳《たいきょくけん》もそうですね。スピードを上げて、パッパッと動かすとか、リズムに乗って踊るというものではない。

望月　ええ、ヨガは、自律神経の交感神経と副交感神経を交互に刺激して、体の内部を鍛《きた》えるのが特徴です。だから、私はヨガを教えるときによく言うんです。ヨガを体操ふうにやったり、ストレッチふうにやったりすると、だめですよ。それだと、美容効果はあるけれど、ほんらいの内側から鍛えて強くする効果はありませんから、と。

五木　美容効果があるなら、それで充分だという人もいそうだな。(笑)

望月　でも、みんな欲張りですから。(笑)ヨガをするとき、四つのポイントを踏まえてやると、ポーズがうまくできなくても、体がかたくても、効果があるんです。一つは動作をゆっくりやる。弾《はず》みをつけるとだめです。

五木　うん、弾みをつけたらだめだな、運動は。動くときに、ついつい弾みをつけたくな

るものですけれどね、人間というものは。(笑)

望月　かえってだめなんです。動作をゆっくりやる。つぎに、動作と呼吸を合わせる。これが非常に大事なんです。たとえば、息を吐きながら体を前に倒すとき、息を吐き終わってしまっても、体はまだ前に倒しきっていない。これは合っていないんです。

またある人は、動作は終わったけれど、まだ息を吐きつづけている。これも合っていないんです。動作がはじまったら、息を吐きはじめ、動作が終わると同時に息を吐き切るというのが、いいのです。

五木　つまり、息を吐きつつ動作をするわけですね。

望月　そうです。動作が終わった時に息を吐き切る。吸う息の時も、動作と一緒に息を吸い切るんです。

五木　動作が終わった後に吸うんですか?

望月　いや、同時にするんです。それが動作と呼吸を合わせるということなんです。

五木　たとえば、体を前傾しますね。この時は息は吐きながらですか?

望月　体を前に倒すときに、息を吐きながら行い、動作が終わったときに吐き切るんですね。同時に。そして、体を起こすときは息を吸うんです。動作が終わったときに吸い切るんです。

五木　それをゆっくりとするわけですね。

望月　そうです。三つ目のポイントは、ポーズが決まったら、痛いところに意識を集中させるんです。たとえば腕を前に伸ばして、体を前に倒すポーズでは、足の筋が痛いんです。その痛いところに意識を集中させると、痛みの感覚が脳細胞を占領して、そのあいだ余分な雑念が消えちゃうんですね。

五木　ヨガの最中でも、雑念は消えないものですか。

望月　ええ。男性だと、仕事の懸案事項となっていることを考えつづけていたり、主婦だと夕飯のおかずをなににしようかと考えたり。(笑)

五木　心ここにあらずで、ヨガをしているわけか。

望月　そうです。自分の考えごとにはいりこんで、意識がどんどんあらぬ方向にいってしまうことがよくあります。そういう雑念を消すには、痛みで脳細胞が一杯になるような状況をつくるんです。そうすると、他のことが考えられなくなりますから。だから、ヨガでは、体のかたい人のほうが効果が早く現れるんです。なまじっか体が柔らかい人は、なかなか進歩しないんです。

五木　へえ。

望月　ロンドンで、ロイヤルバレエ学校の生徒さんがヨガの教室に来たことがあるんです。その人は毎日バレエのレッスンをやって、体を鍛《きた》えているから、ポーズはたやすくできるんですが、なかなかヨガができないんです。というのは、外側の表面に密着した筋肉だけが鍛えあげられていて、内部にまで刺激がいくということができにくくなっているからです。

無数の想念と雑念を一つに集中させる

五木　なるほど。私も頭痛がしたとき、よく爪と肉のあいだのところを、キーッとつまんだりしていました。つまり、歯が痛いとか、首が痛いということが起こったら、本能的にほかに痛みを人工的につくることで、一時的にごまかすことがありますね。

望月　その原理とおなじことですね。そして、四番目は、ポーズが決まって、元にもどすときに、体で起きている変化をじっくり味わうことなんです。たとえば脚の筋が突っ張っているのを半分緩めてあげると、突っ張りが消えていくのがわかります。その突っ張っている感じから、だんだん緩《ゆる》む感じになっていく情景を、頭で感じながらするんですね。そうすると、自然に、心は内側に向くんです。集中力もついてきます。

五木 なるほど。

望月 そのポイントを踏まえてするのと、そんなこと考えずに無造作《むぞうさ》にするのとでは、結果がまったくちがいます。

五木 呼吸と動作と心を三位一体《さんみいったい》にして統一的にするということですか。それで、ヨガに要する時間というのは、どのくらいなんですか？

望月 時間はべつに決まっていません。自分のできる範囲でやればいいのです。たとえば、十分間あるとすれば、一、二、三のポーズをつくって終り。しかも、深いリラックスが得られます。痛みでもって自分の雑念を消す。そういうふうにやると、おなじことをしても効果は全然ちがうんです。ヨガというのは、頭のなかを無数に飛び交い、いろいろな方向に勝手に飛んでいってしまう想念、雑念を静かにおさめるという目的もあるんです。

五木 なるほど。

望月 いろいろなヨガの教室を見ましたけれど、体操ふうにやっているところが多いですね。あるところでは、つぎからつぎへと、エアロビクスのように音楽を流して、ポーズをさせています。滝のように汗を流させて、ダイエット・ヨガなんていっています。一人で家でするときはテレビを見ながら、ポーズをつくっている人もいますけれど、これだと、いま話した四つのポイントを全部はずしちゃうんですね。

五木　そうすると、たとえば鉄アレイを手に持って、テレビを見ながら動かしていると、ひとつの番組を見終わるあいだに、筋肉が鍛《きた》えられるというけれども、それはかならずしもいい鍛えかたではないのかもしれないな。

望月　動かしたその部分だけ鍛えられちゃうんです。たしかに、筋肉を動かしていれば負荷がかかりますから、ポーズはできますね。だけど、体は一つのつながりですから、おなじ強さじゃなければいけないと思うんです。ある部分は強くて、ある部分は弱いというのでは、よくないです。

木で考えてみるとよくわかります。部分部分によって、強さがちがうと、強い風が吹いたら、ぽきっと折れちゃいますね。全部おなじ強さだと、風に吹かれてしなうんですね。柳なんかを見てもわかるように、しなえば、風が吹いても全然平気なんです。

強くて固いものは折れやすい

五木　しなうということが大事というのは、私がずっと持論にしていることなんです。

金沢に兼六園《けんろくえん》という名園があって、兼六園では、ちょうど十一月と十二月に、庭園の樹木に雪吊りというものをするんですね。真んなかに芯柱《しんばしら》を立てて、そこから蛇《じゃ》の目《め》の傘《かさ》の骨のように縄を振り落とす。鳶職《とびしょく》の人たちがじつに器用に、張り出している枝に上から縄を結びつけて枝を支えるわけです。

ご存知のように北陸の雪は日本海の湿気を帯びていますから、北海道の粉雪《こなゆき》とちがって、べちょーっとくっつくんです。くっつくと水分を非常にふくんでいるから重いんです。その上にさらに降り積むから、どんどん重くなってくる。そうすると太くて強い、丈夫《じょうぶ》な松の枝でも、ぱきーんと折れてしまう。

望月　あっ、それは太くて強い、かたい木ほど折れるんですよね。

五木　そうなんです。むかし深夜に兼六園を歩いていると、ほうぼうから、ぱきーん、ぱきーんと鋭い枝の折れる音が響いてきたものなんです。雪吊りはそれを防ぐためにやるわけなんです。ところが雪吊りをやるのは、どういう枝かというと、強くて固くて丈夫な太い枝なんです。なかなかしなわない枝にやるんです。おっしゃったように、柳とか、笹とか竹とかは雪吊りをする必要がない。

望月　そうですね。

五木　重たい雪が降り積んでくると、柔らかな枝は、ぐーっとしなうわけでしょう。しなって屈して曲がることでもって、するっとその雪を滑り落として、また元へもどるんです。また積もると曲がるというふうにして、曲がりながら春を待つのです。つまり、「強くてかたいものは折れる。柔軟なものは折れない」ということなんです。これは老子の説でして、私も自然にそう思っているんですけれど。

望月　私も経験から、その説に同意します。

五木　「しなう」という言葉は「しなへる」というのが古語なんです。野菜や花が古くなって、ぐにゃっとなることを「しなう」「しなへる」というんですね。おなじような現象が人間にもあるのではないかと、私は考えたんです。

心が「萎《な》える」というのは、つまり、心が屈するときなんではないかと。ときどきなんともいえない無気力感に襲われて、ああ、いやだな、人間ってどうしてこうなんだろうとか、自分は果たして生きている価値があるんだろうかと、落ちこむときがありますよね。

しかし、それは積もる雪の重さにしないつつ、振り落とそうとしている時間なんで、とても大事な時間なんですよ。そういうしなう心を、しなやかな心という。

望月　若いころは、たしかに、そんな気持ちに押し出されるようにして、ヨーロッパや中東、インドと放浪していたんですけど。あれはいい時間なんですね。

しなやかな心と、しなやかな体を取り戻そう

五木　そうですね。そういう「心萎《こころな》える」瞬間を、韓国では「恨《ハン》」といい、ロシア語では「トスカ」。ポルトガル語では「サウダーデ」などといって、世界じゅうにあるんです。英語ではなんていうんでしょうね。

望月　「フィール・ダウン」というんでしょうか。

五木　「ウィズ・ブルース」とか「フィール・ブルー」「シング・ザ・ブルース」ともいうようですね。心がブルーになるという。

私は、このブルーな心になる状態を大切にしなければいけないという説なんですよ。

望月　ええ。

五木　「ああ、だめだな、自分はこんな暗い気持ちになって。もっと前向きに元気にしなきゃいけない」と思っちゃいけないよ、と言っているんです。

人生の重荷がどっと雪のように肩に覆いかぶさってきたら、背中を丸めて膝を抱えて、グーッとしなって曲がる。すると、重荷はいつかするっとひとりでに滑り落ちて、また元

のように立つことができる。そうすれば、われわれはまた折れずに生きていけるんじゃないか。

望月 そうですね。重かったら、座ればいいし、泣きたくなったら、泣けばいい。我慢《がまん》して、歯を食いしばるのが、いちばんいけないんです。そうすると、それが老廃物、邪気となって、気の滞《とどこお》りを起こすんだと思うんです。

五木 そう。ですから、いま、しなって、心萎えていたら、ぎゃくに、ああ、これでいいんだ。これでよかったんだと思ったほうがいい。これがあるから生きつづけていけるのだ。もしも、心萎える瞬間をもてない、かちかちの心だったら、絶対に折れてしまう。

たとえば、人が自ら死を選んだりするのも、心がしなわないで、折れてしまうことではないかと考えるんです。「しなやかな心」「しなやかな体」というのは、よく曲がる、柔軟な、柔らかい心と体を意味するんですね。そういう心と体をつくるのに、ヨガも有効なものかもしれません。

望月 そうですね。落ちこんだ人を元気づけようとして、「何かスポーツでもしたら」とすすめますよね。私はこれは逆効果じゃないかと思うんです。

五木 ほう。それはどうして？

望月　スポーツというのは、肉体の筋力を鍛《きた》えるだけなので、筋肉がつきすぎて、こちこちの体になってしまいますね。内側はそれほど鍛えられないようなんです。

　ヨガは、自律神経の交感神経と副交感神経を交互に刺激して、体の内部を鍛えるんですね。体の内部というのは、ほんとうの力の源、気といってもいいでしょう。目に見えない精妙な部分にある気を高めるので、心と体の両面が元気になり、健康になっていくんですね。

五木　いいことずくめじゃないですか。（笑）望月さんは、最近はあまり心萎《な》えることがなくなったんですか。

望月　ええ。よく筋骨隆々のスポーツ選手が大事な試合の前に、どんなに注意しても風邪《かぜ》をひいて、実力を発揮できなかったという話を聞きますよね。ヨガをしていると、そういうことはあまり聞きませんね。ヨガの場合は、健康だけではなく、その人の人相がどんどん良くなってきます。性格の暗い人が知らず知らずのうちに、べつに努力することなく、明朗になっていったりしていますね。

五木　知らず知らずのうちに、努力なしで、というところがいいですね。でも、やはり自分の「性」に合う合わないということがあるからなあ。ヨガが合ってる人は幸運だけど、どうしても合わない場合のことも、つい考えてしまいますね。

第八章

気といのち

この辺までくると話はかなり高度なものになって、望月さんとの微妙な意見のちがいも目立ってくる。しかし、論を立てて議論をするという姿勢がはじめからないので、柳に風という感じで話がよどまずに流れていく。

具体的な食生活の話などからはじまって、人間の死後の世界にまで触れる内容だから、お互いに考え方のちがいがあっても当然だろう。

ブッダが「死」について問われて、答えなかったというのは、たしかに一つの回答であると思う。しかし、私たちはそこのところを拈華微笑《ねんげみしょう》の呼吸で理解しあうだけでは済まないので、さかしらにイメージをふくらませていくしかない。

また人間の内部から発する声に敏感になるというか、謙虚になるということは、どんな人にもそれほどの努力なしにできる大事なことではあるまいか。

私はたったひとつ、自分の体の奥の声に耳を傾け、それにしたがうということ一《いっ》を大事にして、きょうまでなんとか生きながらえてきたという実感があるのだ。

私のような意志薄弱な人間には、努力を必要とすることは、それがどんなに良いとわかっていても、三日と続かない。しかし、そのような自分にもできることはないかと、必死で考えたあげくにみいだしたのが、このすこぶる消極的な生きかたである。

自分の直感に素直にしたがう。このことが大事な時代になってきたと、つくづく思うのだ。

何の施術もしないうちに治ってしまったインド人

五木　いわゆるホリスティックに、総合的に人間全体をみていくことと、そしてもうひとつは個別にその人間をみていくということが、二十一世紀の大テーマでしょうね。個別的に人間をみていくという意味では、気功治療は、その人と一対一で向き合っているわけですね。体に触れるか触れないかという状態で。とすると、十三歳以上は一日三錠なんていう治療法はあり得ない。一人ひとりによって全部ちがうんですから。

望月　ええ。

五木　マニュアルがあって、何分間どこに手を当てて、体から何センチ離して、というわけにはいかないでしょう。

望月　ええ。自然にその人がいちばん悪いところ、痛いところに手がいってしまうんですね。「あれ、よく痛いところがわかりますね」と言われるんですが、べつにそうしようとしたわけでなく、無意識のうちに私の手がそこにいってしまうことが多いです。その人の体とシンクロしているというんですか、ふしぎな感じがあります。

それと、波動の面で考えると、気の特性として、高いところから低いところに流れるということがありますね。痛いところ、悪いところは、気の滞《とどこお》りがあって、波動が低くなっています。だから、波動の高い気をその人の体に入れると、全部悪いところに集まっていくようです。

たとえば、腰が悪いとすると、頭から気を入れても、足から気を入れても、ふしぎと腰の悪い部分に強い反応があるといいます。なにかふしぎな感じがしますが。

五木　それを簡単に、霊的とかスピリチュアルとか奇蹟現象という言葉でくくってはいけないと思うんだな。経験、体験の総合された知恵というふうに言うべきでしょう。直感も知恵のひとつですから。また「気」の問題も、細かく分類・分析・解体して、論証というまな板の上に乗せるようなものではない。

実際に気の治療を受けて効果のある人もあり、ない人もある。その結果は施術《せじゅつ》者の思惑をこえたところにあると、私は考えるんですが。

望月　人間ってふしぎだなと思うことがありました。ターバンを巻いたインド人のシーク教徒がきましてね。二階の窓から芝生の上に落ちて、左手を打って、まったく動かない。病院でレントゲンをとっても、骨折ではないというので、カイロプラクティックから鍼《はり》まで、いろいろとやっても、だめで、親戚《しんせき》の人の紹介で、私のところに来たんです。どんな治療をするのか見たいといって、イギリス人の同僚と二人でね。

五木　ええ。

望月　最初、椅子に座ってもらったんですが、背中のあたりの様子をみたくて、「スタンドアップ・プリーズ」と言ったんです。そうしたところ、私の発音が悪いせいか、ハンドアップ・プリーズととったんですね。その瞬間、そのインド人は、すっと左手を上げました。それで、いっしょに来たイギリス人が「わ、すごい。もう手が上がっている」と。（笑）私はただ「立ってくれ」と言っただけなのに、相手が勝手に「手を上げてくれ」と解釈して。（笑）二人で「いやー、すごい。すごい」と大騒ぎしている。

五木　相手は、「手よ上がれ」と望月さんが命じたら、たちまち、四、五カ月上がらなかった腕が上がった。これはミラクルだ、マジカル・パワーだと思ったんだな。

望月　そうみたいです。そのまま帰すのも悪いから、（笑）横になってもらって、背中に気を入れました。おそらく自分で、高いところから落ちて大変だ。もう完全にだめだという意識が、頭のなかにあったのでしょう。

それが、私のところに来て、何をされるのかと混乱しているときに、いきなり「手を上げてくれ」と命じられたとまちがえて、ひょいと手を上げちゃったんですね。それを見て、人間は思いこみをなくせば、自分で治す力があるんだと感じましたね。

五木　手が上がらないんだという思いこみが、突然の言葉で解除されたんでしょう。忙しさにまぎれて、頭痛や風邪《かぜ》の症状がいつの間にか無くなっていたということは、私たちにもありますね。

望月　ええ。いま現代医学の功罪がいわれますが、いちばんの罪は患者の自発性とか主体性を奪ってしまうところなんでしょう。

小食のすすめ

五木　ところで、気やヨガから見た健康とはどういうものだと考えていますか。たとえば望月さんは食事には、気を使っていますか？

望月　別に、とりたてて気をつけていません。ただ小食なのと、肉を食べないことですかね。だいたい二食で、朝はヨーグルト程度です。

五木　私も現代人は食べすぎだと思っています。いま、ふつうの人は三食ですが、これは江戸時代からそうなっただけで、むかしは朝飯を食べなかったんです。私もずっと二食しか食べていませんし、それで充分だと思っている。起きてすぐたっぷり朝食を食べるということは、前の晩に貯金したエネルギー源を使わないで、そのうえにさらにガソリンを入れるようなものじゃないのかな。古いガソリンは使われないままにそのまま残っちゃう。それが体に溜まりっぱなしになるような気がするんです。

望月　そうですね。

五木　呼吸法のとき、まず吐く息に意識を向けてする。吸うのは、そのつぎだということを考えると、まず食べたものを使い切って、お腹《なか》が空っぽになったら、補給する。それも満タンにするのではなく、十代で腹十分《はらじゆうぶ》、二十代で腹九分《く》、三十代で腹八分《はち》にしたほうがいいという説を私は唱えているんですよ。(笑)

望月　四十代で腹七分ですか。私も同感です。腹八分というけれど、それでも多すぎる。腹七分か六分でいいと。

五木　私の説はさらに過激になるんです。(笑)　五十代で腹六分《ろくぶ》。六十代で腹五分《ごぶ》でいいと。七十代が腹四分《よんぶ》。八十代で腹三分《さんぶ》。九十代で腹二分《にぶ》。百歳で腹一分《いちぶ》と。それ以上はカスミを食ってください。(笑)

望月　健康で充実した体なら、それで充分でしょうね。

五木　健康という問題に関して、私は一種の修行だと思ってやってきたんです。その修行の第一番目は、とりあえず体の内側から発している声を聞くこと。さきほど、直感の話をしましたが、わかるんですよね。体の限界とか警告って。

望月 ありますね。病気になる前に、かならずなんらかのサインがありますから。それに気がつくかどうかです。

五木 私は、その声に素直にしたがおうと思っています。毎日、天気図をかならず新聞で読む。大阪が雨なら六時間後、福岡なら十二時間後に東京が雨になるというふうにみて、対策を講じるんです。

望月 ああ。気圧の変わり目が大変なんですね。

五木 ええ。雨になっちゃったら、平気なんですが、高気圧から低気圧に切りかわる下がり目がいけません。体がだるくなり、まぶたが下がってくる。唾液《だえき》がちょっとべとべとしてくる。手足が冷たいのに、上体は熱いとか、いろいろな予兆があるんです。

それはすべて体が発する信号で、一所懸命警戒警報を発している。それをキャッチしたら、たとえば、熱い風呂にはいらない。酒を飲まない。仕事もできるだけ楽に、締め切りも延ばす（笑）という感じでやってきたのです。

望月 ええ。

五木　ゴルフもこの二年間一回も行っていないんですよ。それまでは、寝ないで朝そのまま出かけていましたけれど、どうもやっぱりまずいよ、それをずっとつづけるとだめだよという声が聞こえたから、ぱっとやめました。ゴルフをやりはじめたら、やめる人はいないというけれども、私は体の声にしたがってきれいにやめた。

望月　私はヨガをはじめて数カ月したら、お酒を飲みたいという気持ちが自然に消えました。

人が飲んでいようが、目の前にあろうがぜんぜん気になりません。飲みたいのに、体のためといって禁酒をしたら、人がいないと飲もうかなとか、飲んでいる人を見たら、ああ飲みたいなと思うでしょう。乾杯などで、一口飲むとおいしいとは思うんですが、もっと飲みたいとは思いませんね。

肉を食べなくなったのは、インドのヒマラヤに三カ月間滞在して、下山したあとです。山から下りて、ニューデリーでカレーを注文したんです。たしかマトンカレーだったと思いますが、もう匂いがだめなんですね。そのとき肉を食べたいという気持ちがなくなったんです。その日から肉は食べていないです。

五木　その日以来、ずっと？

望月　ええ。最初は肉を食べないと力が出ないんじゃないかと思ったんですが、全然そんなことなかったですね。

人間はどこから来て、どこに還るのか

五木　私は最近、なんとなく牛肉をうけつけなくなりました。どうも気がすすまないんですね。こってりしたフランス料理も苦手になってきました。

望月　そういうふうに、体で感じることができるのは、おそらく体が正常なんですね。ふつうそういうことを感じないのは、体がちょっと麻痺《まひ》しているからなんです。

五木　健康ということを考えた場合、私は人間が与えられている天寿という観点から、とらえなければいけないと思うんです。つまり、自然から与えられている自分の命というものをできるだけ大切に、いい状態で使わなければいけないと。なにがなんでも健康じゃなければならないということではないんです。病気なら病気でいいんですよ。

ただ、とにかく私の夢は、鞄《かばん》一つ下げて八十五歳まで全国あちこち歩きまわって、旅をしたり、話をしたりしたいと思っているから、歩けなかったり、腰痛があったりしたらいやじゃありませんか。人の助けなしに、アシスタントを連れずに全国津々《つつ》浦々《うらうら》を歩くとい

うのが夢だから。そのためにも、体の声を聞くということがすごく大事なんです。
望月　そうですね。
五木　それと、食は養生《ようじょう》にありというけれど、私はいい加減な食生活のなかで、なんとなく守っていることがあるんです。むかしから言われていることですが、体を冷やす食べ物というのはあまり食べませんね。だから、冬にトマトは食べない。それと旬《しゅん》のものを食べる。
　まず冷たいビールで乾杯というのが、どうも気になるので、やりません。中国では、ビールを温めて飲んだりしていますね。ビールを飲むときは、まず老酒《ラオチュウ》でも日本酒でもなんでもいいから、温かい酒を一杯飲んで、そのあと飲んだほうがいい。いきなり冷たいものを「うまい！」といって飲むのが、いちばんいけないいような気がする。
望月　さりげなく健康に気を使っていらっしゃる。
五木　ええ。いま、お寺巡《めぐ》りをしていると言いましたでしょう。二年間に百寺まわるのです。それが、どうもいいようですね。このところ体調がふしぎにいい。寺のある場所には、何かふしぎなものがあるんですね。それがどんなに観光化された俗っぽい雰囲気《ふんいき》のところでも。

望月　寺を建立《こんりゅう》した人たちの思いや熱意は、それはすごいエネルギーですからね。その良い気や波動があふれているんでしょうね。

五木　ところで、天寿という点から、気を考え、健康を考えていくと、どうしても一つの問いにぶつかります。人間はどこから来て、どこに行くのか。道教では、玄《げん》の気、「気の源から生命が生まれ、また気が涸《か》れると母の懐に還《かえ》るかのように、また源気にもどっていく」と言っていますが、望月さんはどうお考えですか？

望月　私も、宇宙の大いなるエネルギーにもどっていくと考えています。生命の源、ソースといっていいかもしれませんが。この世ですべき宿題を終えた魂は、ソース、源にもどり、また魂の修行のために、不自由な肉体をまとって、この世にもどってくる。そして、それを何度か繰りかえしたのち、修行が終えて魂があるレベルに達すると、もうこの世に還ってこなくていいのではないかと、考えているんです。なんだかメルヘンみたいですが。

五木　よくわかります。仏教では、ブッダは死後の世界について、「無記《むき》」とお答えになっている。無記、つまりわからないと。あるとはっきり言わないかわりに、ないとも否定されていない。わからない……と。それであらゆる宗派がいろいろな考えをするんですね。

浄土教《じょうどきょう》では、浄土思想というものをあみ出した。死んだら、人間は、阿弥陀《あみだ》様のお迎えを受けて、極楽浄土に往《い》く。浄土でしばらく滞在したあと、ふたたびこの世にもどってきて、人間として生きる。あの世とこの世を往って、また還《かえ》ってきて、というふうに往来するのだという考えが「往還《おうかん》」なんですね。

私は『大河の一滴』という本で、この考えかたを私流のイメージで書いてみました。人間の生命の源は、大河のようなもので、個々の人間というのは、大河に流れこむ一滴の生命である。この人生では、一滴一滴に分かれているけれども、亡《な》くなったあとは、ふたたび大河に合流し、生命の海へ還っていく。

人間は天に還るときを知っている

望月　私は、浄土に還るときというか、この世を卒業するときというのは、じつは本人が知っているんじゃないかと考えるんです。この世でやらなきゃならない宿題が終わっていないときは、死ねないし、本人が、すべてやり尽くした、もういいと納得したとき、お迎えが来るんじゃないかと。

五木　わかります。

望月　母を亡くしたとき、つくづくそう感じましたね。それまで、ずっと元気だった母が突然余命一カ月を宣告されたとき、ロンドンから、気を送ろうとしました。でも、どうしても、その気にならないんですよ。母には若いころからずっと心配をかけっぱなしだったので、一日でも、一カ月でも長生きしてほしいと心から思いましたが、気を送ろうとしても、どうしてもだめなんですよ。

五木 ほう。

望月 母が亡くなったあと、荷物を整理していたら、母の遺言のようなメモが出てきましてね。それには「私の身になにかあったら、延命措置は一切しないでほしい」と書いてあったんです。そのとき、ああ、母はこの世ですべき使命をすべて果たして、還っていったんだなあと思いました。

五木 そうですか。私は『うらやましい死に方』という本を書いたことがありますが、そこには、じつにいろいろな死に方があり、それぞれ感動的な場面がたくさんあったんです。そのなかでびっくりしたのは、自分で息を止めて亡くなったという人の話でした。「おれは死ぬぞ」「おれは浄土に往くぞ」と言って、ぐっと息を止めて、はーっと息を吐いて、そのあと臨終したというんです。これは、一種の自殺ですよね。そんな人がいたのかとびっくりしました。

望月　すごい意志力ですね。

五木　北陸の横蔵寺《よこくらじ》というお寺でミイラを見ましたけれど、ミイラになって死ぬというのは、意志的に死を選択することでもあるんです。ミイラになろうと決意した人は、お堂にこもり、早くから、五穀《ごこく》を断《た》って、木の実などを少量食べ、水も少なくとるようにして、どんどん体を衰弱させていく。最後は、枯れるように亡くなって、ミイラになっているわけですが、そういう死に方もあるわけです。

私は思うのですが、人間は生まれてくるときには、シェークスピアが言うように、自分の意志で望んで生まれてきたわけじゃありません。だから、世を去っていくときくらい、自分で幕を引きたいと。このへんで、もういいんじゃないかと思ったときに、まわりから自殺したと思われないような、自然な方法で去ることができたら最高だろうなと思う。

(笑)二日ぐらい、ちょっと患ってね。

望月　ヨガを死ぬまでやるとどうなるかというと、二日ぐらい前に、ちょっと体に老化現象が現れる。「もうそろそろお迎えかな」というサインをうけて、身のまわりの整理をはじめます。片づいたところで、自分で布団を敷いて、横になり、休みます。家族は、「ああ、寝たのかな」と思っています。いつも起きる時間に起きてこないので、行ってみると大往生だったと。そういう人が多いですね。

ヨガをして気持ちがよくなると、頭のなかに脳内モルヒネ、βエンドルフィンが出るらしいんですね。いつも訓練していると、布団を敷いて寝るときに、それが出て、気持ちよく恍惚《こうこつ》として、向こうに往けるらしいんです。

五木　いいね。それは。(笑)

望月　実際にいろいろな人を見ていると、そうなっている人が多いですね。

五木　恍惚としてあの世に往けるというのは最高ですね。中国の清の時代、阿片窟《あへんくつ》があって、大金持ちは、もう死んでいいとなると、そこに行くそうなんですよ。

望月　ええ。

五木　そこで美女に左右をかこまれ、朝夕阿片を吸って、桃源郷《とうげんきょう》に遊んで、いい気持ちで、もう極楽じゃあ！　と言ったまま息絶えるんだそうです。それが、清代の大金持ちの「うらやましい死に方」だったわけ。阿片窟がターミナルケアの場所だった。それは素晴らしいよね。

望月　ほんとうですね。阿片を吸うと食欲がなくなるといいますから。これも一種の餓死《がし》ですかね。

五木　そうでしょう。

望月　ヨガ教室で、先ほどの話をすると、準備の期間が二日では足りないというんです。持っているものが多すぎて、とても整理できないと。（笑）だから、いらないものはなるべく少なくして、シンプルに生活をしたらいいんじゃないかというんですが。

五木　それが理想ですね。私も部屋中、モノがあふれて、どうしようもない。（笑）なんでこんなにモノがあるのかというくらい。しかし、それはモノにも「気」があって、捨てるなと訴えているからなんですよ。どうしても離れていってくれないんです。（笑）

第九章

気の声

望月さんとの長い対話は、ようやく終章に近づいた。ここで語られるのは、人間の個々の命の多様さと、直感の大事さ、そしてその行きつく先に「祈り」にも似た世界がひろがっているということだ。

ヨガにしろ、呼吸法にしろ、また健康法や運動にしろ、最後に見えてくるのは大きな自然の一部としての人間の姿である。

そこをかいま見ることのない健康法は、たぶん何の役にも立たないのではないか。

野口体操の創始者である野口三千三《のぐちみちぞう》さんは、「自分」とは「自然」の「部分」である、と言い切っている。古代から哲学も宗教も、常に本来の自己、自分とは何かを追い求めてきた。「自分」を宇宙自然の生命の一部だとはっきり自覚するところから、すべてがはじまるのだ。

私はヨガに関してはまったくの素人だから、望月さんの話をうなずいて聞いているしかない。しかし、その言葉には、私がちがう立場から追い求めてきた考えかたと、ぴったり重なりあう部分がうかがえる。

私たちは自己の体を、単なる物としてトレーニングする誤りから抜け出さなければならないだろう。体をつくるということは、フィジカルなトレーニングとは違う行為なのである。しかし、すべて或るレベルに達した人は、みなその見えないサムシング・グレートを感じているはずだ。

望月さんとの対話を通じて、自分の確信がますます深くなっていくのを感じてうれしかった。

力を抜いてリラックスすることの大切さ

五木　努力なしでよくなるということに、なぜ心魅かれるかというと、肩に力がはいらないですむ。力まないでいいんじゃないかと感じるからなんですね。私はもともと怠け者で、今日できることは、明日に延ばして、今日だけは、ゆらゆらと生きようと思ってやってきたので、謹厳実直《きんげんじっちょく》、生真面目《きまじめ》な健康法や人生訓は、どうも性に合わない。困ったもんです。

望月　それなら、ヨガはぴったりですよ。ヨガは、自然の動きにまかせて決して無理をしない、人と競わないということが基本中の基本ですから。

五木　そうかなあ。仙台を中心に日本全国に広まった健康法で、「操体《そうたい》」というのがありますよね。

望月　ええ。

五木　橋本敬三《はしもとけいぞう》さんというお医者さんがあみ出したもので、二足歩行動物としての人間にとって、歪《ゆが》みのない体を保つための体の動かしかたとは、どういうものかということを追求した。その理念で興味深かったのは、人間はほんらい元気に生きるようにつくられているという考えなんです。

「食べる」「呼吸する」「動く」そして「思い巡《めぐ》らす」の四つの点がうまくいっていれば、歪みのない体で生活できるというんですね。この操体のおもしろいところは、体を楽なほうへ曲げるという。体を痛みのほうへではなく、楽なほうへ楽なほうへポーズをとるという考えかたなんです。

望月 それは非常にいいですね。いろいろな療法があって、痛いところに力を加えて、矯《きよう》正《せい》するというものもありますが、それにくらべて、自然な感じがします。

五木 そうですね。人間の体が動くということは、筋肉で膝を伸ばしたり曲げたりしているわけじゃなく、骨が動いているわけでもなくて、引っ張る、緊張する筋肉と、緩《ゆる》める筋肉の二つがあって、片方がぐーっと縮まると、こっちがぐーっと緩むことで、膝が伸びたりするのだというのです。

だから、引っ張る力だけをつけてもだめだという説らしい。ふだん緩めている筋肉をよく緩むようにすることが柔軟な体をつくるコツだというんですね。

望月 それはよくわかります。気功治療のとき、気がはいっていくと、体が勝手に動く場合が多いんですね。見ていると、やはり楽なほうに動いていきます。

五木 そうですか。みんな正しいやり方はいっしょなのかな。楽なほうへ緩めるだけでなく、そこから、ふっと筋肉を解放するんですね。人間の体には縮める力・引っ張る力と、伸びる力・緩《ゆる》める力の二種類がある。ついつい縮める力・引っ張る力だけを鍛《きた》えようとするけれども、そうではなくて、伸びる力・緩やかになる力を体につけてやることが大事だというぎゃくの考え方がおもしろい。

さっき、ヨガをやることで、筋肉隆々たるマッチョな体になることが目的ではないとおっしゃったけど、とても大事なことだと思います。

望月 ヨガのほんとうのねらいは副交感神経の働きを高めて、心地よく、深くリラックスすることなんです。そのためにも、しなう、柔軟な体をつくるということがとても大事なんですね。それは気に関しても言えて、力を抜かないと、気を受けるのも出すのも、うまくいかないんです。

五木 なるほど。力がはいってしまうと、力こぶのようなものができて、気の出入りをブロックしちゃうような感じがしますね。

望月 おっしゃるとおりなんです。筋力があって、緊張しちゃうと、気の流れはそこで止まっちゃうんですね。リラックスして、筋肉が緩むと、気は流れていくんです。首、肩が凝《こ》っている人は、無意識のうちに、首、肩に力がはいっているんです。ですから、日常生活のなかで気がついたら、無駄な力を抜けばいいんです。

上虚下実の状態をつくる

五木　じつは、この力を抜くということが非常にむずかしい。力を入れて、力むことは簡単だけれど。

望月　たとえば電車に乗って吊り革をつかんだとき、強く力がはいります。そのとき、あっ、こんなにいらない。必要最低限でいいと、力を抜くんです。そんなことを折りに触れてやっていくと、体がだんだん力を抜くことを覚えていきます。

五木　気功にしても、武道にしても、ほかの健康法にしても、肩の力を抜く方法を教えていますね。とくに重心のかけ方ということを、すごくうるさく言っている。臍下丹田《せいかたんでん》に重心をもっていくと、つまり気を集めるとどっしりして、ふらふらしないというように。

望月　肩甲骨《けんこうこつ》を背骨によせて、両肩をふっと下げ、肛門を締めると、お腹《なか》に力がはいり、丹田に気が集まってきます。そのとき、自然に肩の力が抜けているんです。お腹だけ締めても、だめです。肩の力を抜いて、肛門をぐっと締めると、お腹のところに充実感が出るんです。

五木　充実感があるというのが、非常に大事なんですね。
望月　気が上にあがると、だいたい首、肩に力がはいります。理想は、上が軽くて、下が安定している状態なんです。上が空っぽで、下が充実している。
五木　上虚下実《じょうきょかじつ》ですね。
望月　それができないと、気の循環もうまくいかないし、リラックスができないというんです。しかし、それはなかなかむずかしい。無意識にいろいろ力がはいってしまうんです。
五木　だから、ときどき意識して、ほっと脱力する必要があるんですね。西洋医学的にいうと、生理学の交感神経と副交感神経の緊張のバランスでしょう。弛緩《しかん》と緊張の両方がうまく循環しているのが、いい状態なわけです。私たちは、いま、ほとんど交感神経の緊張のほうで暮らしているわけですから。
望月　最近、テレビを見ていたら、あるお医者さんが、息を吐くときに副交感神経が強くなって、息を吸うときは交感神経が強くなるというんです。だから、ヨガの呼吸法にしたがって、息を吐くときだけ意識して、感謝の気持ちをこめて行うと、副交感神経を強くすると思うんです。
五木　感謝の気持ちをこめて、一息ひといきを丁寧《ていねい》に意識するというと、また呼吸にはじまって、呼吸に終わるという感じがする。

望月　そうですね。

砂漠体験が瞑想に導く

五木　先ほど、ヨガの大事な要素として、瞑想ということをおっしゃっていましたが、ヨガだけでなく、気功、あらゆる宗教が瞑想をとても大切にしている。教団といわれる組織には、あとにつづく民衆を一つにまとめるオルガナイザーとしての教祖や幹部グループのほかに、世を捨て、自分を消して、神との密なる関係に身を置く隠者、行者の一団がありますよね。晴れの部分を陰の祈りで支える祈禱者《きとうしゃ》といってもいいかもしれません。彼らが熱心に行っているのが、瞑想なんですね。
　ある本に、瞑想とは、「ただあること、Ｂｅだけの状態でいること」と書いてありましたが、ただあること「Ｂｅ」というのもむずかしいことです。つい何かをしたくなってしまう。

望月　白川静《しらかわしずか》さんの『字通《じつう》』（平凡社）によると、冥想の冥とは、「冥」「冥」の象形で、元来は死者の面を覆《おお》う巾《きれ》、死後の世界のことをいうとあります。目偏《めへん》のついた「瞑」という字は、死者の目を閉じることを指し、そこから、目を閉じて、死後の世界や、神仏の世界を思うことを、瞑想・黙想というんだそうです。

五木　望月さんは若いころ、砂漠を放浪した経験がありますが、その砂漠体験が瞑想などに魅かれる要因としてあると思うんだな。

望月　そうです。砂漠の体験が、私を大きく変えました。砂漠では、褐色《かっしょく》の大地と青い空しかありません。むき出しの自然、宇宙に触れるわけです。どういう触れかたをするかというと……これは、『青年と沙漠』にも、ちょっと書いておきましたが、ひとりで砂漠をトボトボ歩いていて、ふっと、なにげなく空を見上げると、巨大な青い目が、私を見つめているのです。巨大なドーム型の青い空が、突然、そんな迫りかたをするわけです。なにか大いなる力が、私の心を占領してしまったようです。

この体験は、宇宙のむき出しの実感でした。この瞬間から、私のなかのなにかが変わったのです。宇宙飛行士が、暗黒のむき出しの宇宙に触れて、地球に還《かえ》ってから大きくその人生観が変わってしまう場合があります。私の砂漠の体験は、本質的にその体験とおなじだと思います。

むき出しの砂漠体験や宇宙体験が、人間を神秘思想家、宗教家に変えてしまうのです。

このむき出しの体験が、ヨガや宗教では、その人の心の深層部で起こるのです。

ですから、気功の源流とはなにかと調べていくと、やはり神秘思想に到達するんです。神秘思想がむき出しのまま存在しているのが、砂漠じゃないのかと思えてくるんです。

五木　砂漠というのは余計なものがなくて、天と地と自分だけという非常にシンプルな空間なわけですね。イスラムの人たちが、とくに深夜の瞑想をとても大事にするのは、なにもない深い闇のなかでこそ、神の息吹を感じ、神との密なる関係がもてると信じていたからでしょう。だから、モズレム（ムスリム）にとって、夜更かしは美徳なんです。（笑）ぼくもイスラム型かな。

望月　そうですね。彼らは夜、じゅうたんを持って、砂漠にピクニックに行く風習があるようですね。

五木　そう。深夜に目覚めて、人が寝ているときに瞑想する。それを大事な修行のひとつとして、明け方四時五時まで行うのです。ところが眠くなっちゃうので、覚醒作用のある飲み物として愛用されたのが、コーヒーです。

オスマン・トルコがヨーロッパに攻めてきて、ウィーン近辺に滞在して機をうかがっていたんだが、失敗して撤退しますよね。そのとき、ずいぶん長いことといたので、トルコ軍が帰った後、飲み残しのコーヒー袋があり、それがきっかけで、ウィーンはコーヒーの都となったといわれている。もともとは、コーヒーは深夜の瞑想を助ける飲み物だった。

望月　お茶やコカの葉も、もともと薬だったといいますね。

五木　そう。コカの葉っぱは疲れた労働者の元気活力を回復するための飲み物でした。お茶だってそうですよ。中国のお坊さんが九州にもってきたときは、薬としてだったんです。そのように、眠気をはらって、一心に瞑想するのは、やはり神との一体感を体験するためなんでしょうか。

望月　そうですね。おそらく、宗教とか気とか、それを突き抜けた先に、宇宙の無限のエネルギーがあふれ出る源泉のような場があり、そこにアクセスするための早道がヨガや瞑想なんじゃないかと、私は体験的に感じるんです。

五木　その宇宙の無限のエネルギーをある人は神といい、ある人は他力《たりき》といい、またある人はサムシング・グレートと名づけたわけですね。そこから、われわれの生命もあふれ出ているんじゃないか、と。

直感の声に耳をかたむける

望月　はい。ヨガをしていますと、直感とか、なにかを察知する能力、アイディアをキャッチする能力が高まりますね。これはたしかです。

五木　そうですか。

望月　ヨガでは、人間の深い意識のなかにはいろいろな情報があるというんです。そこは、宇宙の無限のエネルギーの貯蔵庫のようなところともいえるんです。そして、瞑想をすると、そのエネルギー場にたどり着けるんですね。そこから、いま、自分がほしいと思っている情報なり、知識なり、アイディアをピックアップするだけでいいんです。

ちょうど川の流れのようなもので、そこに、さっと釣り糸を垂らすだけで、獲物を得るような感じですね。だからインドでは川のほとりに座って、瞑想をするんですね。

五木　なるほど。インドにおける川とは、宇宙の無限のエネルギーの象徴であり、生命そのものなんですね。だから、ガンジス川などでは、聖なる水としてそれを浴び、死んだ人を生命の故郷に還《かえ》すかのように、川に流す。そういう非常に深い意味があるわけだ。

望月　自分の心、魂に問いかけると、その答えが、たまたま開いた雑誌にあったり、人と話しているときに、浮かび上がってきたりします。

五木　そう、覚えがあります。

望月　それと、瞑想をすると、直感が冴えてきます。私はこの直感というのは、宇宙の大いなる存在からのメッセージとかサポートのように感じているんです。

五木　それは、ぼくもむかしから言いつづけてきました。

望月　三十代のころ、アフリカを旅していたときのことなんですが、ザイールで、日本の大学生と会って、一人旅より二人連れのほうが心強いだろうということになって、翌朝いっしょに出発することにしたんです。でも、その日になって、私はなんとなく今日は行きたくないという気持ちが湧いてきたんですね。

五木　ええ。

望月　それで、大学生には悪いけど、用事ができたので、私はもう少しここにいますと言って断ったんです。

五木　大学生は、そのまま一人で旅立ったんですか？

望月　はい。私も一日遅れて、出発したんです。そして、つぎの村に着いたら、前日出発した大学生が私を出迎えてくれたんです。それがなんと全身にケガをして、包帯にくるまれているんです。訊《き》いたら、途中でトラックが横転する事故にあい、やっとの思いで、村にたどり着いたというんです。

五木　ほう。

望月　そうなんです。あのとき、自分の心の声を無視して、彼といっしょに出発したら、どうなっていたかと思うと、鳥肌が立ちました。

内なる声は人間の原始の力

五木　直感というのは、ほとんどの場合正しいんです。それが外部からインプットされるいろいろな情報とか知恵とか、またしがらみに縛られて、最初に感じた自分の素直な直感を曲げちゃうんですね。

望月　そのとおりです。アフリカのスーダンを旅しているとき、AとBとに道が分かれていましてね。いっしょにいたヨーロッパの人たち四、五人はAのルートをとるといったんですが、私はなんとなくいやな気がして、Bの道を選んだんですね。

そして、合流地点に行ったら、その人たちが大騒ぎしているんです。私と別れて歩き出したら、盗賊がナイフをもって襲ってきて、有り金全部とられたというんです。そのときも、ああ、あっちに行かなくてよかったと。それも直感なんですね。

五木　ぼくは直感にしたがわなかったばっかりに、後悔したことばかり覚えている。たとえば、ある人と会って映画化の話を持ちこまれたとき、なんか信用できないな、この仕事はやめたほうがいいなと一瞬思う。ところが、まわりの人から、その人について、いろいろな情報を与えられるでしょう。この人はこんな素晴らしい作品をつくっている、こんな人脈もある、これまでにすごい業績を上げている。だから、絶対安心できると太鼓判を押される。

そうすると、最初に自分が感じた直感を留保しようとするんですね。とくに映画監督とか作曲家とかの場合、その人の過去の仕事を見てしまうと、最初の直感が変わってきますね。そこに、情やしがらみが絡《から》むと、なかなか自分の直感どおりに動くことができなくなるんです。でも、そういう場合は、絶対に最初の自分の感じにしたがうべきなんですね。最初のいやな感じというのは、だいたい当たっているものなんですよ。

望月　ほんとにそうです。

五木　よくあるんです。この道はまずいんじゃないかとか、こうしないほうがいいんじゃないかという、内なる声が聞こえることが。一種の予感のような、人間がほんらいもっている原始的な、かつ非常に大事な力なんですが、それを知識で、あるいは情報で打ち消していくんですよ。

たとえば、今日は無理をしちゃいけないなという感じがしても、べつに熱はないし、咳《せき》も出ない。ついつい無理して出かけて、風邪《かぜ》をひいてしまうということがよくあります。私なんか、つねにその失敗を繰りかえしているのだけれど、しかし、できるだけ、直感にしたがっていこうと努力しているんですけど。

望月 ヨガをして、瞑想をして、リラックスすると、自分の魂のなかの情報と顕在《けんざい》意識とつながって、直感で正しい判断ができるようになります。そのとき、無心になっていないと、正しい情報を見誤ったり、自分でまちがった情報にしちゃうということがありますね。

五木 人間というのは、一日のうちに決断を迫られる場面が十回か十五回あるんですよ。些細《ささい》なことから、仕事のことまでひっくるめて、直感にしたがってやれることって、ほんとうは、二、三回しかないんですよね。

望月 そうです。

五木 自分の直感が鋭くなり、直感の声にしたがって生活できるようになると、個人一人ひとりに合った健康法や死生観がもてるようになるんだと思う。人間一人ひとりの体はみんなそれぞれ異《こと》なっているんです。現代の健康法はそれを、一つのモデルに無理に合わせようとしているように思えるんですね。

たとえば、背骨はまっすぐでなければいけない、左右の脚の長さはそろっていなければいけない、骨盤は歪《ゆが》んでいてはいけないとか。ところが、人間の体というものは、ほんらいアンバランスなもので、左の目と右の目だってちがうし、かならずしもシンメトリーじゃないんですから。

望月　ええ。よく聞きますよ。無理に正しい体の形に整えられたら、かえって具合が悪くなったという話を。

一人ひとりみなちがう

五木　そうすると、歪んだ背骨のままで生きているほうがよい場合もあり得るわけです。その人は長いあいだその姿勢で、ほかの筋肉までうまく使って暮らしてきたのだから、それを無理して伸ばさないほうがいいのではないか。私なんかいつも重い鞄を右手で持っているから、右手のほうが一センチぐらい長いんです。でも、これが私の常態だから、それをあえてそろえるのはよくないというふうに思っています。

一人ひとりが全部ちがう。だから、こうでなきゃいけないという考えは、やめたほうがいい。

望月　病院の検査結果というものに、縛られている人も多いです。ちょっと数値が高かったり、低かったりしただけで、もうすっかり気力、体力が落ちこんで、病人になってしまう人がいます。しかし、私はあれはあくまでも平均値との対比なのであって、個人個人の状態を的確に表したものではないから、一喜《いっき》一憂《いちゆう》するのはよくないと言っているんです。

五木　そうなんだね。一人ひとり、それぞれの命のタイプがある。一人ひとりみなちがうということを、もっと大事にしないと、かえって健康を損なう場合があるんじゃないか。

たとえば、いま若い人たちは全体に体温が下がっているようだけれども、七度二分が平熱の人もいれば、五度八分という人もいる。五度八分の人にとって、平均値の六度五分は高熱だし、七度二分の人にとったら、なんでもないんです。ほんとうに一人ひとり体癖も感覚もばらばらなのが現実ですね。

売薬なんかに、十三歳以上は一日三回三錠ずつと書いてありますよね。でも考えてみると、十三歳以上の人のなかには、体重三十キロの女の子もいれば、百五十キロ以上ある相撲《すもう》さんもいるわけですよね。それを一律に考えていいとは、どうしても思えない。

望月　対症療法だと、ただ症状だけをみて対応するものですから、十三歳の少女の熱もお相撲さんの熱もおなじ三十九度だったら、おなじに考えてしまうんでしょうね。

五木　漢方薬の処方は、そのへんがかなりちがうようでした。私は一度、知り合いから、漢方薬をすすめられて、その気になったんです。

ところが、薬を調合するためには、問診しなければならないから、一度来てくださいという。しかも、そのインタビューが三、四時間かかるというんです。その時間がないといったら、問診表を出しますからアンケートに記入してください、と。それがなんと十数ページもある膨大なものだったので、ギブアップしてしまいました。(笑)

望月　すごいですね。

五木　でも、漢方というのは、ほんとうは、そういうふうにするものらしいですよ。患者さんに対面して何時間もかけて、そのライフスタイル、家族構成、気質と、いろいろな方面から、その人の「症《しょう》」というものを探るのが正しいあり方でしょう。

いま、季節が春だから冬よりはこの薬を減らしておこうとか、経験を踏まえて、微妙な調整をするんだそうですが、それをほんとうの匙加減《さじかげん》というんですね。

望月　そうですね。数値やマニュアルに人間の体を合わせるんじゃなくて、その人にとって、痛みや苦しみがない状態にしてあげるのが、医療に携わる人たちの役目だと思います。

五木　いろいろ話がとっ散らかったけれども、結論は、かなり大事なところへきたような気がする。

「気」の世界の探求は、ほんとうは、やっとはじまったばかりかもしれませんね。

あとがきにかえて

ここで語られているのは、単なる心身のトレーニングの方法ではない。「気」という世界のおもしろいエピソードでもない。いま私たちが立っている新しい時代の智恵ともいうべき閃きについてである。

私たちはいま、これまでと全くちがう時代に踏み入ろうとしている。近代西欧の「知」と、古代東洋の「覚」と、そして私たちの生きている現代の「視線」との交差する地点で、何をどう考えるかという決断を迫られているのだ。

すべてを疑いつつ、すべてを信じたいと思っている私には、望月さんとの気ままな対話は、ひとつの発見の旅でもあった。この旅はまだ始まったばかりである。どこへ続く道なのかは私にもわからない。
この一冊の本をまとめるに当たって、多くのかたがたのお力ぞえがあったことをうれしく思っている。まず長い時間、私のどんなぶしつけな質問にも丹念につきあってくださった望月勇氏に、そしてその対話を整理構成してくださったゆうゆう企画の渡辺文代、安藤優子の両氏に、また平凡社の編集担当・高丘卓、関口秀紀の両氏に、そして速記の小橋和子氏と、ADの三村淳氏に、その他すべての関係者の皆さんに心から感謝したい。これらの多くの人々の協力があって、この本は誕生したのだから。

二〇〇四年四月三十日　五木寛之

◉著者プロフィール

五木寛之（いつき・ひろゆき）

1932年、福岡県生まれ。生後間もなく教師であった父の赴任先・朝鮮へ渡る。敗戦後、平壌（ピョンヤン）から命からがら引揚げ、生まれ故郷の福岡県で中・高生時代を過ごす。大学受験のため上京、早稲田大学文学部露文科に学ぶ。大学時代よりPR誌の編集者などをしながら学資を稼ぐ。その後、作詞家、ルポライターなどをへて、1966年『さらばモスクワ愚連隊』で第6回小説現代新人賞を受賞。翌67年には『蒼ざめた馬を見よ』で第56回直木賞を受賞。作家としての地位を築く。68年に出版した『青年は荒野をめざす』（小説）、『風に吹かれて』（エッセイ）は、当時の若者たちのバイブルとなり、デラシネブームを惹き起こす。さらに76年には『青春の門　筑豊篇』他で第10回吉川英治文学賞を受賞。『青春の門』シリーズは、総数2000万部を超えるロングセラーとなり、流行作家としても頂点を極める。81年より一時休筆。京都の龍谷大学に学び、その後ふたたび文壇に復帰。代表作に日本史の闇を照射した小説『戒厳令の夜』『風の王国』などがある。

小説のみならず、音楽、美術、歴史、仏教など多岐にわたる鋭い文明批評でも注目を集め、近著『蓮如―われ深き淵より―』『生きるヒント』シリーズ、『大河の一滴』『人生の目的』『運命の足音』三部作、『不安の力』など、大ベストセラー作家として、つねに時代を牽引しつづけている。2002年『日本人のこころ』シリーズなどにより、第50回菊池寛賞を受賞。また英文『TARIKI』は、同年アメリカ・ブック・オブ・ザ・イヤー（スピリチュアル部門）に選ばれた。

望月　勇（もちづき・いさむ）

1948年、静岡県生まれ。1973年、25歳のときロンドンへ渡る。ロンドンを拠点にヨーロッパ各国を放浪後、イスラエルのキブツに参加、シナイ半島を旅する。その後、陸路でギリシア、中東諸国、トルコ、アフガニスタンを経てインド、ネパールへ。インドで急性肝炎に罹り帰国。1979年ふたたびロンドンへ。翌年、陸路アフリカへ。7カ月間の野宿とヒッチハイクでサハラ砂漠を縦断。その間キリマンジャロにも登頂し、アフリカ諸国を旅する。この旅で直感を信じ、直感に従う生きかたを学ぶ。1980年、少林寺拳法、さらにヨガや気功を独学ではじめる。これがきっかけとなり「気」の世界に目覚める。1986年、アフリカ旅行の最中に、他人を癒す能力があることを自覚。翌1987年、インドへ修業の旅に出る。ヒマラヤ山中でグルよりヨガの秘伝を伝授される。サイ・ババのアシュラムや、インド各地のヨガの道場を訪ね歩く。

1988年、金沢に滞在中、武道家「和道」宗家の故早川宗甫先生より、「気の奥義」を教授される。以後ロンドンを拠点に、ヨガ気功教室を主宰し現在に至る。ロンドン在住。

著書に、シナイ半島の旅の記録『青年と沙漠』（2002年・講談社出版サービスセンター）、詩集『北冥』（2003年・角川書店）がある。

気の発見

二〇〇四年五月二十五日　初版第一刷発行

著者　五木寛之
対話者　望月　勇
発行者　下中直人
発行所　株式会社平凡社
〒一一二―〇〇〇一
東京都文京区白山二―二九―四
電話＝〇三―三八一八―〇七四一（編集）
〇三―三八一八―〇八七四（営業）
振替＝〇〇一八〇―〇―二九六三九
ホームページ　http://www.heibonsha.co.jp/
編集者　高丘　卓
装幀者　三村　淳
印刷　株式会社東京印書館
製本　株式会社石津製本所

©Itsuki Hiroyuki Mochizuki Isamu 2004 Printed in Japan
落丁・乱丁本はお取替いたしますので小社読者サービス係まで直接お送りください（送料は小社で負担します）。
ISBN4-582-83220-2　C0095
NDC分類番号914.6　四六判上製（17.4cm）　総ページ228

＊本書は2003年11月7日の夕刻から深夜（於・東京プリンスホテル）にかけて行われた対話を、テーマ別に構成章立てし、著者五木寛之氏の書き下ろしエッセイを加え編集したものである（高丘卓二記）。

★池波正太郎（平凡社編・料理相伴＝矢吹申彦）

池波正太郎のそうざい料理帖

食通で知られる時代小説の大家・池波正太郎の食日記・食エッセイ中の料理を、旬の献立としてまとめ、その作り方を矢吹申彦さんのイラストで再現した、酒家垂涎の江戸・東京そうざい料理帖。

定価一四七〇円（五％税込）

★加藤登紀子（写真＝荒木経惟）

ひとりぼっちは一人じゃない【一書一夢】

「どこにいてもここじゃない。どこにいてもここかもしれない」。闘病の末、ガンで夫・藤木敏夫を失った登紀子さんは、人生の秋に訪れた哀しみと孤独を乗り超えるため、筆を手に自分の気持ちを書きはじめた。書と言葉によるオトキさんの「女のための人生案内」。

定価一六八〇円（五％税込）

★徳大寺有恒

一台のクルマがあれば人生を変えるのに充分だ

日本を代表する自動車評論家が、まじめに真剣に“クルマ談義”を繰りひろげたエッセイ集。クルマを語りながら現代の日本、アメリカなどの社会史を説く。クルマ知らずの者も引き込む自動車文化論。

定価一五七五円（五％税込）